U0049598

經典長銷

拉筋伸展解剖書

每天10分鐘，世界一流健身教練帶你擺脫痠痛，擁有最佳體態

克雷格‧蘭姆齊
Craig Ramsay ⋯⋯⋯⋯⋯ 著

賴孟怡 ⋯⋯⋯⋯⋯⋯ 譯

Anatomy of Stretching

國家圖書館出版品預行編目（CIP）資料

拉筋伸展解剖書/克雷格．蘭姆齊(Craiq Ramsay)
作；賴孟怡譯. -- 二版. -- 新北市：木馬文化事業
股份有限公司出版：遠足文化事業股份有限公
司發行, 2021.06
160面； 公分
譯自：Anatomy of stretching.
ISBN 978-986-359-956-2(平裝)

1.運動健康
411.71   110006543

拉筋伸展解剖書
Anatomy of Stretching　*初版書名為《拉筋伸展解剖全書》

作　　　者◎克雷格‧蘭姆齊 Craig Ramsay
譯　　　者◎賴孟怡

副 社 長◎陳瀅如
總 編 輯◎戴偉傑
主　　　編◎李佩璇
封面設計◎黃鈺茹
行銷企畫◎陳雅雯、張詠晶
出　　　版◎木馬文化事業股份有限公司
發　　　行◎遠足文化事業股份有限公司（讀書共和國出版集團）
地　　　址◎231新北市新店區民權路108-4號8樓
電　　　話◎(02)2218-1417
傳　　　真◎(02)2218-0727
E m a i l◎service@bookrep.com.tw
郵撥帳號◎19588272木馬文化事業股份有限公司
客服專線◎0800-221-029
法律顧問◎華洋法律事務所　蘇文生律師
印　　　刷◎漾格科技股份有限公司

二　　　版◎2021年6月
二版3刷◎2024年7月
定　　　價◎400元

拉筋伸展 | Anatomy of Stretching
解 剖 書

by Craig Ramsay
克雷格・蘭姆齊／著

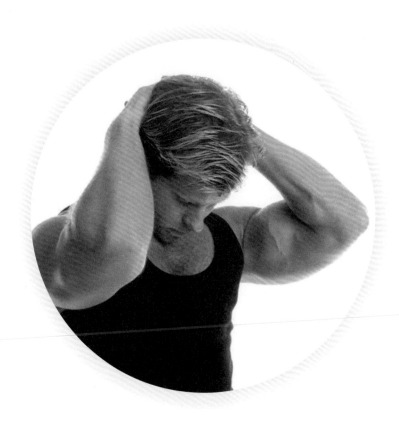

目錄
CONTENTS

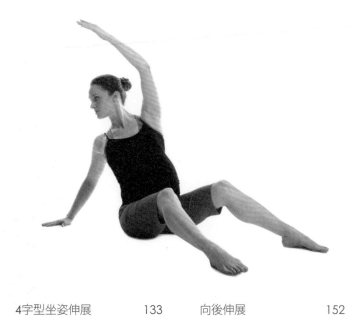

前言
FOREWORD

光講到「伸展」這兩個字，我就想要一直伸、伸、伸展下去，伸展就是要拉長、延伸、大力地擴展身體！

對我來說，伸展有「持久」的意味，能持續越久越好。不知道各位是否看過狗兒在睡了一夜，都會來個大伸展？牠們會先站起來，然後往前做「下犬式」或是類似的伸展動作，因為伸展動作能夠喚醒身體，為接下來的活動作準備。

我每天起床後，做的第一件事就是伸展身體，睡覺前也是如此，伸展是我生活中不可或缺的一部分。我花很多時間在這上面，甚至希望可以再更投入一些，因為這讓我的身體充滿活力與警覺性，可以輕鬆完成一天的活動。

我身兼百老匯劇場的舞者、編舞與導演，大多數的時間幾乎都待在排練室裡創作音樂劇，我喜歡很多動作的舞蹈，在排練之前先作些伸展操緩和身體可以讓我更快進入狀況，要是沒有熱身就冒然練習，這麼多的下彎、跳躍、扭轉、劈腿、踢腳，身體一定很快就會受傷，然後到急診室報到。

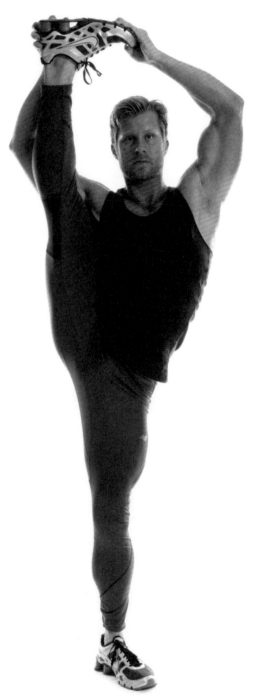

為什麼伸展這麼好？這就有待作者蘭姆齊在書中為我們細細說明。我是在看百老匯《屋頂上的提琴手》(Fiddler on the Roof) 時注意到蘭姆齊的，我那時心想這個人把身材練得真好，看著一個健美先生以優雅的姿態、靈活地在台上舞動著，令我印象深刻。我長年和頂尖的舞者工作，每個人都保持在最佳體態，而蘭姆齊也是這樣的人，他的身體非常靈活，我發現原來這都是因為他研發出的訓練課程，這套課程涵蓋了肌肉塑造、伸展、養身等領域。

對伸展有任何問題，都可以在《拉筋伸展解剖書》裡找到答案，蘭姆齊以科學的角度來分享為什麼人應該要多做伸展動作。其實伸展是身體很自然的動作，沒有人可以一整天都不伸展的，況且對精氣神又是如此有益。

狗不用人教就知道要伸展，而且是在一睡醒就先來個大伸展，這是天生設定的基因方程式。伸展不僅可以拉長肌肉，也能增進大腦的運作功能，讓人更有精神，當然人生也會跟著更美好起來。沒錯，我完全相信伸展肌肉絕對可以延年益壽，再加上適當的飲食和運動，你一定會看起來更年輕、更有光采。

那還在等什麼，就把伸展當成一輩子的習慣，讓我們一起來大大地伸展吧！

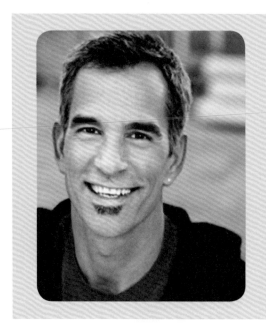

傑瑞‧米契爾 Jerry Mitchell

米契爾是百老匯的知名編舞老師，《Catch Me if You Can》、《Legally Blonde》(身兼導演)、《Dirty Rot- ten Scoundrels》、《The Full Monty》、《Hairspray》、《La Cage》(得獎作品)、《Never Gonna Dance》、《Gypsy》、《The Rocky Horror Show》、《You're a Good Man》、《Charlie Brown》都是他的作品。米契爾有三部作品也曾在倫敦西區 (Londen's West End) 表演過，包括《Legally Blonde》(身兼導演)、《Hair- spray》 與《Love Never Dies》，也是《Broadway Bares》的製作人，舉辦百老匯的年度慈善晚會，拉斯維加斯的長青舞劇《Peepshow》也是他的作品。

序：伸展給你更美好的人生
STRETCHING FOR A BETTER LIFE

我從小就是好動的孩子，醫生甚至認為我是「注意力不足過動症」（ADHD），唯有接受藥物治療，我才有可能靜靜地坐著、專心讀書。

不否認藥物治療對某些ADHD的確有效果，但是感謝我父母沒有接受醫生的用藥建議，他們花了許多心思為我安排各種發洩體力的運動，來幫助我克服注意力不足、衝動行為等問題。

我的父母發現我會故意做一些高難度的體操或是伸展動作來得到他們的讚美，因此有家庭聚會時，父親都會鼓勵我在大家面前表演。為了贏得更多的掌聲，我常常私下練習後空翻和劈腿，這個情況讓他很開心，因為我可以靠自己的力量專心、安靜的練習，並且消耗過多的精力。母親也發現我在伸展身體之後，比較容易專心，所以她讓我在客廳邊活動身體邊寫功課。

之後，他們也為我安排一連串的跳舞、體操和曲棍球課程，只要能讓我消耗體力、不要惹麻煩，我爸媽都願意嘗試。幸好他們的用心有了正面的回報，我的學校成績越來越好，我也越來越有自信心。

因為這是我的親身經歷，所以我對這本書投注很大的心力，書中的伸展運動幫助我克服過動的問題，增進我的能力，讓我成為校隊與曲棍球場上的常勝軍，更重要的是讓我在舞台上發光發熱。要說伸展成就了我的演藝事業，是一點也不為過，我也靠著它開創出健身領域中的一片天。

希望書中的伸展課程也可以幫助各位保持身材、增進身體的敏捷度，克服所有人生丟給你的功課。

克雷格·蘭姆齊

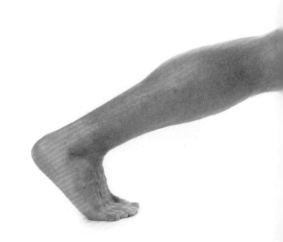

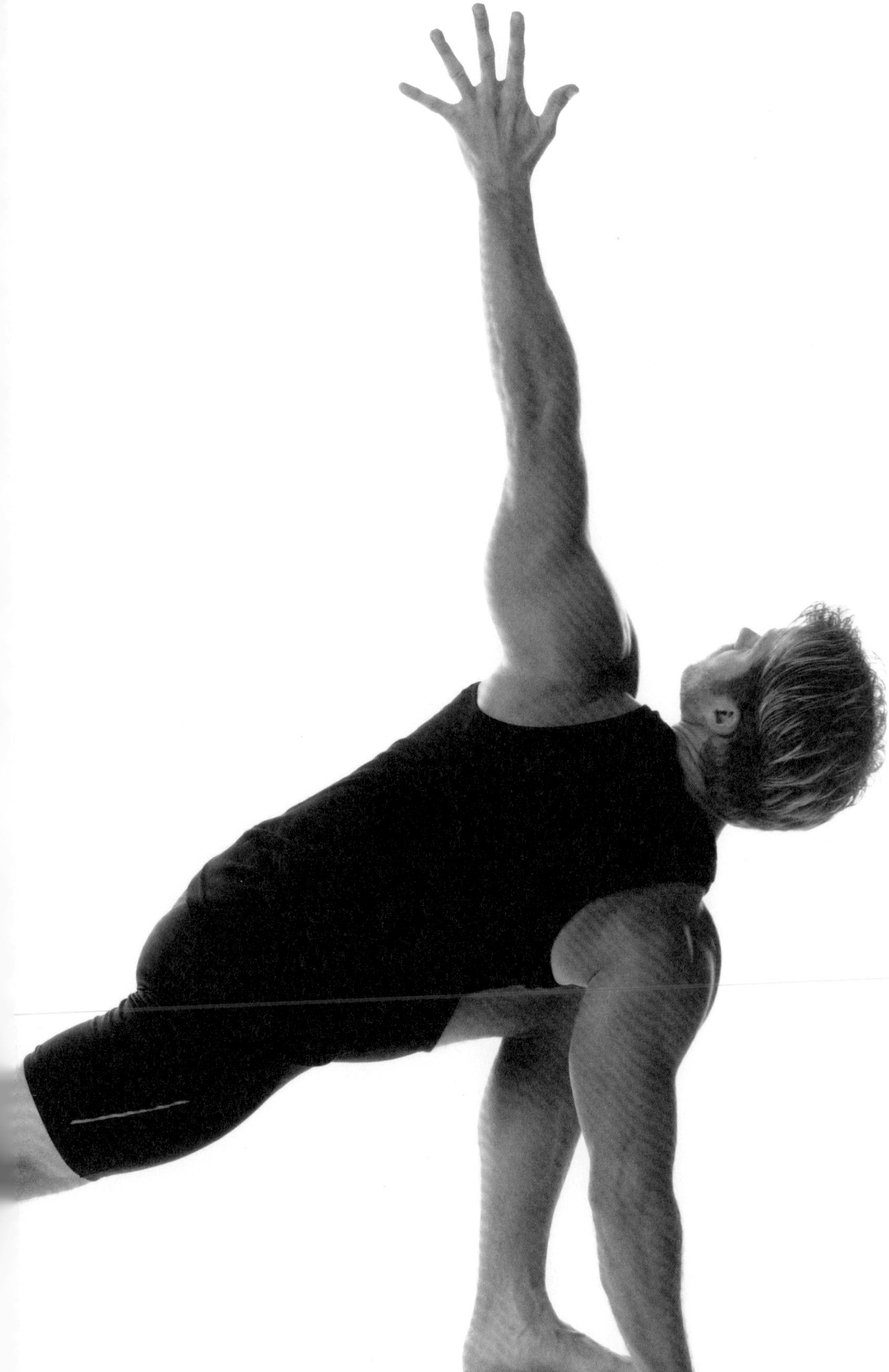

建立伸展程序
BUILD A STRETCHING ROUTINE

搭乘飛機時，空姐都會建議自己先戴上氧氣罩，再幫助其他人，健康也是一樣的原則，先照顧好自己，就有更多的能力可以關照別人。

人生亦是這樣，總是要先照顧好自己，才有能力照顧更多的人，而運動可以保持身體健康。不要覺得先想到自己有罪惡感，現在就把照顧自己、培養健康體魄當成新目標，身體不健康對家人也沒有益處。

伸展動作的類型

伸展動作的類型有很多，像是靜態、動態、被動、主動伸展等等，之後我們會做更詳細的介紹。讀者們要先清楚自己想要進行哪一類型的伸展，對身體沒有益處的伸展就不需要納入日常練習中，選擇最適合的幾種，為自己搭配出最理想的運動。

- 靜態伸展

  持續伸展肌肉到最大的程度，然後維持此一姿勢做伸展。

- 動態伸展

  控制動作以增加身體特定部位能夠動作的範圍。

- 等長伸展

  屬於靜態伸展的一種，伸展的肌群需要做等長收縮（拉緊）來產生抗力。

- 主動伸展

  保持一個姿勢，只靠拮抗肌或是相反肌肉的力量來支撐。

- 被動伸展

  練習的人放輕鬆，靠外力（練習伙伴或是運動設備）讓放鬆的關節完成動作範圍。

- 本體感覺神經肌肉誘發術 (PNF)

  這個型態的伸展其實源自物理治療，結合被動與等長伸展；通常是先進行十秒的壓推，再做十秒的放鬆。

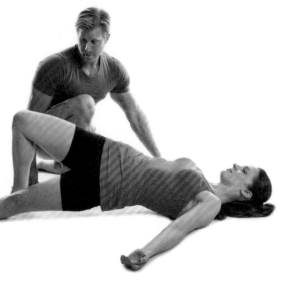

本書所介紹的大都是靜態、被動與主動伸展，這一類的伸展對想要提升身體靈活度與培養身體覺知的人非常重要。

全身性伸展

要設計理想的伸展順序與課程有很多選擇，但是目前並沒有充分研究證明哪一個比較有效，本書第 20-103 頁的伸展課程是根據我個人在跳舞與健身訓練上多年的經驗所設計而成的。內容涵蓋了各個主要肌群與相對的拮抗肌，讓你更清楚自己要加強的地方，是否有肌肉比較緊？兩邊的肌肉是否一樣有力？你的靈活度如何？什麼原因讓你在運動場上或是日常生活中無法發揮最大的能力？

伸展課程會從足部開始，因為腳是身體的地基，由 26 塊骨頭足成，身為舞者的話，更是需要好好的伸展這一部分。足部健康關係著全身與內臟的健康，腳和足踝太緊繃的話，大腿後筋、小腿肌肉與臀部都會跟著縮緊。雙腳越靈活，心血管也會更強壯，降低運動時腿部拉傷與疼痛的機率。

書中許多伸展動作是針對背部、大腿內側與大腿後方肌肉所設計的，這些區塊比較容易緊繃，腿後肌又名膕繩肌，位於大腿後側，由三束肌肉結合而成。

給予運動員之建議

運動員肌肉靈活有彈性，便能作出更大的動作範圍，但是不會因此變得太鬆或是不好控制。

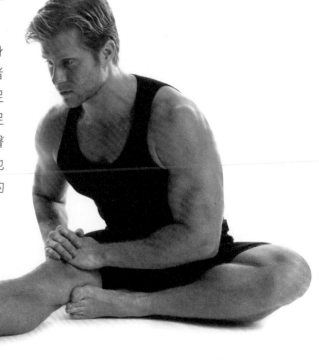

肱二頭肌、股二頭肌、半腱肌與半膜肌都是膝蓋主要的曲肌，腿後肌通常會是下半身最緊的肌肉。

單腳或雙腳？

神經系統的保護阻隔機制在雙腳一起動作時速度要比單腳快，因此動作範圍就有更多的限制。不要忽略單腿伸展，這樣的伸展可以增加動作的範圍，每個舞者兩腿的靈活度都不一樣，總是會有一邊的腿比較靈活，可以踢得更高。

做伸展動作的頻率？

最理想的狀態就是能夠天天做伸展，伸展不像重量訓練需要間隔一天，讓肌肉有修復的時間。能每天做最好，做不到也別太沮喪，畢竟人生不是事事都能盡如人意，但還是應該要盡可能抽出「照顧身體」的時間，照顧自己就跟拼事業、參加孩子運動會一樣重要。

每週可以進行四次或更多的伸展課程，對你的人生會有更大的助益，即使一週一次都可以明顯感受到伸展的好處。

固定時間做伸展，就能看到伸展給你的幫助。如果當下覺得壓力很大，不妨伸展一下身體，我有一些生活壓力很大的學員，他們告訴我，一週花兩次的時間做書裡建議的伸展課程，對舒緩壓力有很大的幫助。

暖身

體溫較高，身體就能比較放鬆，反應加快，不用花太多力氣應付日常生活，心跳也會比較慢。

找出自己體溫最高的時間，大多數人通常是在下午體溫最高，早上起身時最低，因此我會建議下午最適合做伸展。

重要：如果天氣很冷，或是你覺得身體很僵硬，伸展之前要特別加強暖身動作，才能保護身體、降低運動傷害的機率。

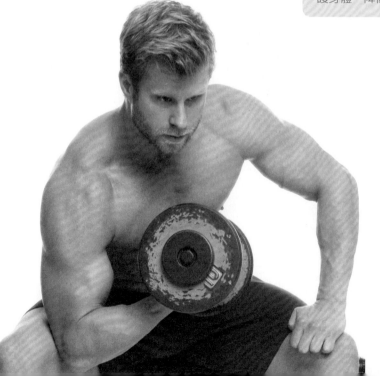

在每個練習之間，輕輕伸展目標肌肉可以提升重量訓練的表現。正在訓練肱二頭肌的人，可以嘗試79頁的「肱二頭肌訓練」。

別找藉口！

別浪費時間找藉口不運動，跟著書裡的伸展課程一起做，任何時間地點都能伸展。

- 一早起床和睡覺之前做。

- 和家人看電視或是自己看影集時都可以做。

- 和朋友一起做。

- 久坐電腦前時可以做。

- 做家事時可以抽一點時間做。

- 搭乘長途飛機時可以做。

- 任何時候只要覺得身體緊繃、疼痛或是壓力大都可以做！

一定要認真執行新計畫，也就是好好照顧自己，伸展就是最適合你在任何時間、任何地點都可以做的好運動。

伸展的好處

伸展的好處有許多，主要的項目如下：

增加身體的柔軟度與活力： 身體柔軟可以降低受傷的機率，也會有較佳的表現，柔軟的肌肉比緊繃的肌肉更不容易受傷，伸展可以提高肌肉的溫度，這樣肌肉組織就比較不會撕裂。身體有製造能量的酵素，伸展可以讓這種酵素在你運動時發揮更大的效率。

燃燒卡路里： 動態／主動伸展可以提高脂肪燃燒的速度。

增加心肺功能： 伸展可以讓身體在活動時，吸收更多的氧氣，提供身體足夠的能量，便不容易感到疲累。

越活越年輕： 隨著年齡的增加，身體會越來越不靈活，但是適當的伸展課程可以讓我們找回原本的靈活度；若是肌肉有受傷的問題，改善肌肉的新陳代謝率可以縮短修復的時間。伸展可以讓你的關節安全的活動，身體可以更平衡，年紀越大越需要良好的平衡，減少跌倒的機率。

釋放壓力： 伸展可以放鬆因為壓力而緊繃的肌肉，靠著伸展可以平緩你的情緒，提升專注力。

提升肌肉協調力： 固定伸展身體可以縮短肌肉傳遞訊息到大腦的時間。

舒緩下背疼痛： 伸展臀部的曲肌、腿後肌與腰椎附近的肌群可以增加骨盆與腰椎的活動範圍，除了增進活動力以外，還可以減輕下背疼痛。

拉長肌肉： 伸展可以拉長肌肉，肌肉變長再結合伸展課程與適合的重量訓練可以幫助你鍛鍊出更大、更漂亮的肌肉。

花時間做伸展，讓你得以享有增進健康的自由、清空腦袋裡的煩惱，找回自信心，讓心神能專注在人生的目標與理想。伸展可以增進睡眠品質，有良好的休息，就能有更大的活力創造更美好的生活。

不該伸展的時機：身為舞者所學到的教訓

建立伸展的流程時，要在肌肉緊繃度與靈活度之間找到平衡，這一點很重要；在進行心肺運動與重量阻力運動之前，需要適當的伸展肌肉，保持良好的收縮能力。肌肉就像橡皮筋，過度伸展就會失去彈性，無法回復到原本的長度，而變得鬆弛。

身為舞者千萬別用不恰當的伸展技巧：很不幸的，有些舞者在進行心肺或是重量阻力訓練時，濫用他們天生的能力，在運動之前會以過度伸展當作暖身。

當然，能做跨坐劈腿的人很厲害，但是要讓伸展發揮最大的益處的話，應該是知道何時可以做大伸展，何時做適當的小伸展即可。過度伸展的肌肉就像煮太軟的麵條，很容易受傷，舞者如果過度伸展肌肉，會限制他們可以抬舉的重量，這樣的情況會讓身體線條不夠漂亮。

從這些舞者的經驗中學習教訓，在運動前或運動時，輕度伸展是適合的，譬如說做肌力訓練時，輕度伸展可以讓目標肌肉在做完一階段之後放鬆，在下一個階段可以有更好的表現。大伸展要放在重量訓練之後。

伸展的好時機

伸展課程可以減輕或是避免肌肉發生下面的狀況或是傷害：

抽筋： 肌肉會抽筋是因為身體缺水，從飲食中無法攝取足夠的鎂和鈉，加上運動時進行不合適的動作，或是姿勢不正確就會發生。飲酒過量、糖尿病引起的問題，血小板堆積造成血管堵塞也會引起抽筋。夜間發生的抽筋通常都是因為維他命B群、鎂、鈣的攝取不足所造成的，伸展肌肉可以立即舒緩或是消除抽筋的情況。

僵硬： 激烈運動後的一兩天，肌肉可能會發生僵硬酸痛的問題，症狀可能會持續好幾天，甚至到一整個星期都有可能。可以在訓練中、訓練完，以及接下來的幾天伸展肌肉，幫助你舒緩或是避免這樣的情況發生。

扭傷： 肌肉疲勞很可能就會發生扭傷的情況，你會發現肌肉有一個痛點，一旦扭傷後要好幾天才能舒緩，在運動前後伸展最常扭傷的部位，可以減少或避免再次發生扭傷的情況。

拉傷： 太大力伸展肌肉或是伸展過度就可能會拉傷肌肉，這時你一定要讓肌肉有休息恢復的時間，但是最好還是要適度的伸展，才不會再次造成拉傷。

撕裂： 身體很累或是肌肉已經有受傷的情況，倘若硬是運動，就可能造成肌肉撕裂，導致運動員受傷枯坐冷板凳六個月，嚴重的話還可能影響到運動員的職業生涯。

破裂： 當大肌肉纖維受傷時就會發生肌肉破裂的情況，這在肌肉疲勞時最容易發生，因為勉強運動會超過肌肉所能承受的範圍。結合伸展課程加上適當的健身或是重量訓練是保護肌肉纖維不要破裂的最佳方式。

適當的暖身活動

為了讓伸展課程達到最佳效果，你需要在做之前先暖身，而且要記得，伸展不等於暖身！在百老匯劇場，每場秀要開始的前半個小時都會有提醒的鈴聲，但是有責任感的舞者知道半小時是不夠的，要讓全身都暖起來，還要伸展肢體需要更長的時間，才能在舞台上有最佳演出。

你也應該和舞者一樣，每個關節都要伸展到，讓它們能夠運轉順暢，從腳趾開始往上再逐步延伸至手指。

❶ 扭動所有的腳趾五到十秒。

❷ 轉動兩邊的足踝五到十次。

❸ 彎曲兩邊的膝蓋五到十次。

❹ 轉動臀部，每邊五到十次。

❺ 來回轉動上半身五到十秒。

❻ 轉動兩邊的肩膀五到十次。

❼ 彎曲手肘，左右搖擺五到十秒。

❽ 轉動脖子，左右搖動五到十秒。

❾ 轉動手腕五到十秒。

❿ 扭動手指五到十秒。

先以順時鐘的方向慢慢搖動每個關節，再換逆時鐘的方向做一次。

完成後，你要進行五到八分鐘的有氧／心肺運動，可以增加血液中的含氧量，讓心臟更有效率地排出二氧化碳。增加肌肉中的血流量不只可以提升肌肉的性能與靈活度，還可以降低受傷的機率。

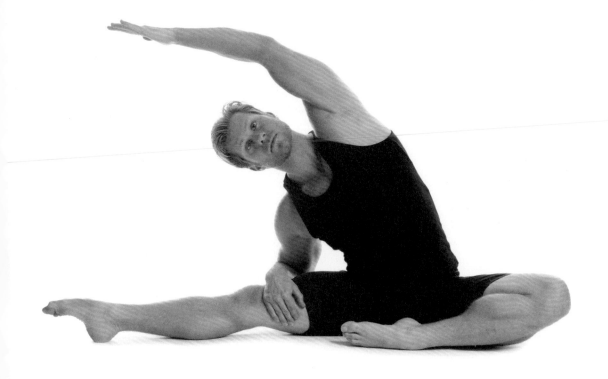

低階的有氧暖身運動如下：

- 在適當的場所跳躍或是跑步
- 慢跑
- 跳繩
- 跳躍或是跳彈簧墊
- 在半圓平衡球（Bosu）上輕點足尖
- 開合跳躍

高階心肺暖身設備如下：

- 跑步機
- 划船機
- 固定自行車（飛輪）
- 樓梯機
- 橢圓機

有氧暖身可以提高 40% 的心跳速度，這時候身體應該覺得很輕鬆，然後再增加到 60% 的心跳速度。

暖身對伸展有許多益處，可以增進身體的協調力、彈性和覺知。

向舞者學習

幾乎是每位舞者都會有一腳比較靈活，靈活的腳通常使用機率較高，他們會在重要場合像是試鏡或是在舞台上使用這一隻腳。但是太依賴這一隻腳的結果就是造成身體兩邊的姿勢不平均，甚至可能讓身體受到傷害。一邊的肌肉會變緊或是太大的情況，可能會提早終結舞者的跳舞生涯，一般人在經常使用單邊的身體時也會發現自己的姿勢歪掉了。本書會幫助大家找出這些問題，就能請醫生或是專業健身教練幫忙，把問題矯正回來。

緩和運動

可以利用第158-159頁的「簡易伸展步驟」當作訓練完之後的緩和運動。適當的緩和運動有下列幾項好處：

- 緩和心跳速度，讓呼吸恢復正常。
- 讓動作範圍與靈活度不受到損傷。
- 不會因為突然從激烈運動停下來而頭昏或暈倒。
- 減緩肌肉運動完容易抽筋、扭傷、疼痛僵硬的特性（女性更是需要）。
- 維持全身血流的平均。
- 降低肌肉受傷、僵硬與疼痛的機率。

伸展時的穿著

有一句諺語是這樣說的：「穿什麼、像什麼！」希望各位在運動時也要選擇正確的衣著，選擇時有幾點要注意：

- 選擇讓你的體格更好看的衣著可以增加自信心。如果是到健身房或是運動中心運動的話，要選擇合宜的衣著。另外，會呼吸的布料很有幫助，不會讓你的動作被限制住。
- 多層次穿搭，運動時也要注意保暖，尤其在做伸展動作時更是要緊。覺得身體暖和起來時，可以依感覺減少衣服；用衣服來暖和身體，比靠伸展來暖和肌肉快速。
- 運動時要選擇適當的鞋子，該換時就要換。譬如說每跑 500 公里就換一雙新的跑鞋，或是發現磨損、破裂時就該更換鞋子。

- 注重個人衛生：經常刷牙、洗澡、使用體香膏。
- 運動時儘量不要化濃妝。
- 頭髮要簡潔。

喜歡自己的運動穿著，運動起來會更開心、更投入，你將發現不用多久就能有驚人的效果，外型和健康都有長足的進步。

日常生活的訓練

我們其實都需要許多活力來應付日常生活，但為了避免身體的傷害，經常做伸展可以改善你的姿勢。例行性的伸展可以讓你更有效率地處理生活雜事，不管是買菜、提重物、上下車、抱小孩、爬樓梯或是洗衣服……都會更輕鬆。以正確的姿勢來進行這些日常工作可以燃燒更多脂肪，讓做家事等於做運動！

身心靈的連結

這本書會幫助你在做伸展時培養肌肉覺知，讓你可以更精準地控制身體的動作，你會對身體有更深的瞭解，知道自己要如何有效率地行動。伸展可以讓生活慢一些，給你空間喘口氣，讓身心靈合一。

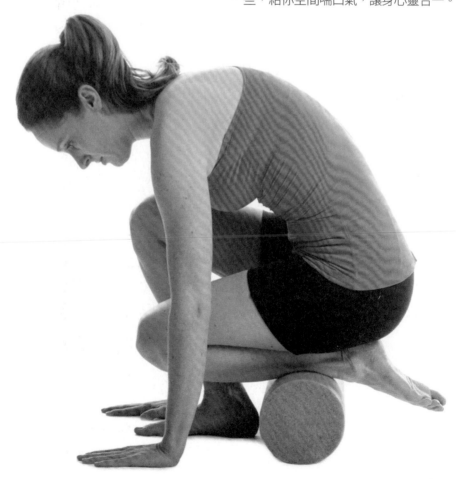

全身肌肉解剖學 FULL-BODY ANATOMY

身體前方

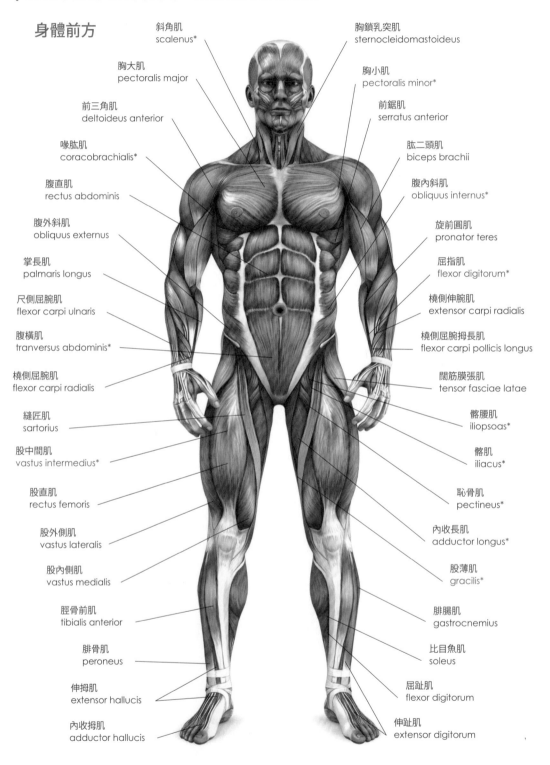

斜角肌
scalenus*

胸鎖乳突肌
sternocleidomastoideus

胸大肌
pectoralis major

胸小肌
pectoralis minor*

前三角肌
deltoideus anterior

前鋸肌
serratus anterior

喙肱肌
coracobrachialis*

肱二頭肌
biceps brachii

腹直肌
rectus abdominis

腹內斜肌
obliquus internus*

腹外斜肌
obliquus externus

旋前圓肌
pronator teres

掌長肌
palmaris longus

屈指肌
flexor digitorum*

尺側屈腕肌
flexor carpi ulnaris

橈側伸腕肌
extensor carpi radialis

腹橫肌
tranversus abdominis*

橈側屈腕拇長肌
flexor carpi pollicis longus

橈側屈腕肌
flexor carpi radialis

闊筋膜張肌
tensor fasciae latae

縫匠肌
sartorius

髂腰肌
iliopsoas*

股中間肌
vastus intermedius*

髂肌
iliacus*

股直肌
rectus femoris

恥骨肌
pectineus*

股外側肌
vastus lateralis

內收長肌
adductor longus*

股內側肌
vastus medialis

股薄肌
gracilis*

脛骨前肌
tibialis anterior

腓腸肌
gastrocnemius

腓骨肌
peroneus

比目魚肌
soleus

伸拇肌
extensor hallucis

屈趾肌
flexor digitorum

內收拇肌
adductor hallucis

伸趾肌
extensor digitorum

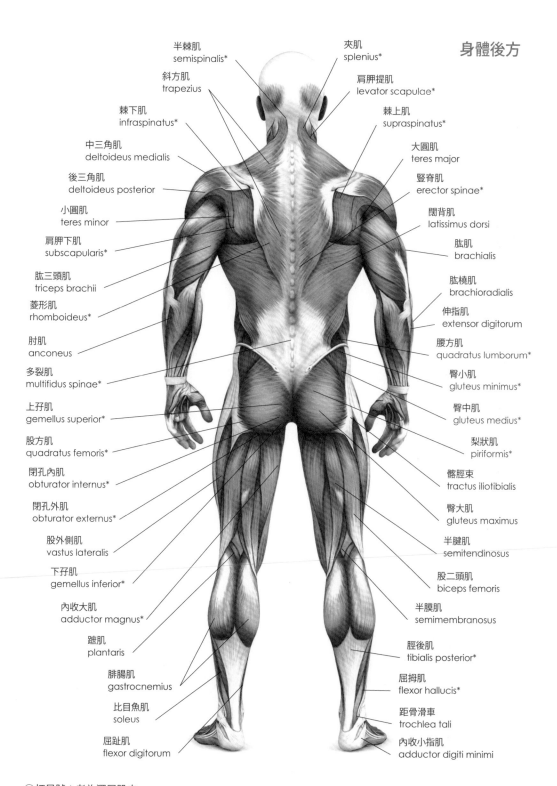

半棘肌
semispinalis*

斜方肌
trapezius

棘下肌
infraspinatus*

中三角肌
deltoideus medialis

後三角肌
deltoideus posterior

小圓肌
teres minor

肩胛下肌
subscapularis*

肱三頭肌
triceps brachii

菱形肌
rhomboideus*

肘肌
anconeus

多裂肌
multifidus spinae*

上孖肌
gemellus superior*

股方肌
quadratus femoris*

閉孔內肌
obturator internus*

閉孔外肌
obturator externus*

股外側肌
vastus lateralis

下孖肌
gemellus inferior*

內收大肌
adductor magnus*

蹠肌
plantaris

腓腸肌
gastrocnemius

比目魚肌
soleus

屈趾肌
flexor digitorum

夾肌
splenius*

肩胛提肌
levator scapulae*

棘上肌
supraspinatus*

大圓肌
teres major

豎脊肌
erector spinae*

闊背肌
latissimus dorsi

肱肌
brachialis

肱橈肌
brachioradialis

伸指肌
extensor digitorum

腰方肌
quadratus lumborum*

臀小肌
gluteus minimus*

臀中肌
gluteus medius*

梨狀肌
piriformis*

髂脛束
tractus iliotibialis

臀大肌
gluteus maximus

半腱肌
semitendinosus

股二頭肌
biceps femoris

半膜肌
semimembranosus

脛後肌
tibialis posterior*

屈拇肌
flexor hallucis*

距骨滑車
trochlea tali

內收小指肌
adductor digiti minimi

身體後方

◉打星號 * 者為深層肌肉

伸展課程
THE STRETCHING SESSION

每一支舞都有固定的編排程序，這樣跳起來優雅又順暢，伸展也應該要這樣，但是要做得優雅又順暢一定要耐著性子經常練習。讀者們可以跟著本書的伸展順序練習，我們細心地設計了一套流暢的程序，讓大家可以越練越上手。

伸展有了固定的程序之後，就不用邊練邊想接下來要做哪一個動作，不會浪費時間，又可以建立一套循環動作。固定動作之後，就有如進入冥想的世界中，心會隨著動作越來越靜謐，達到身心合一的境界。

隔離與控制肌肉

在做這套伸展程序，要把心神放在隔離與控制肌肉，這可以讓你瞭解每個肌肉的動作方式，在伸展時就更懂得如何控制它們，讓你有時間和足夠的注意力來改變與衡量伸展的強度。初學者不要一次就想要伸展太多肌肉，剛開始時伸展越少肌肉越好。伸展時，可以利用手和腳來平均分配體重，姿勢正確與否很重要，這可以幫助你衡量伸展的強度。隨著越來越懂得如何控制伸展動作的範圍與強度，也就越來越不需要教練從旁指導，我寫這本書就是希望幫助各位可以靠自己完成所有的伸展課程。

保持伸展動作

除非有特別註明，不然每個動作做兩次，每次維持30秒，兩個動作之間休息10秒。這樣的習慣可以讓練習的過程順暢又一致，可以戴手錶、用碼錶、看時鐘，或是數到30，找到適合自己的方法就好。

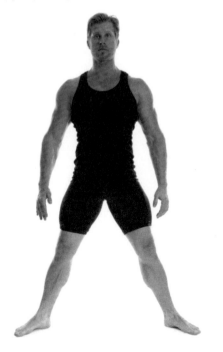

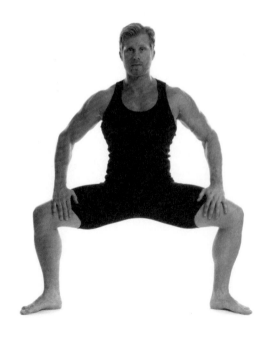

別忘了呼吸

　　不用我講，大家都知道呼吸很重要，但是幾乎每個人在伸展時都想要控制呼吸，其實伸展時是不用閉氣的，呼吸可以幫助我們排出乳酸與其他運動時產生的副產品。正確呼吸可以幫助身體放鬆、增加器官的血流量。我們可以用呼吸和肌肉溝通，告訴它們你想要的伸展強度，你不需要太注意自己是怎麼呼吸的。試試看下面這個技巧，讓呼吸更加自然順暢：放鬆下顎，嘴巴微張，這樣做可以放鬆頸部後方與橫隔膜的肌肉，讓氧氣進入肌肉。下顎放鬆後，用鼻子呼吸，這樣做不僅可以進入肺部的空氣更乾淨，還可以調節空氣的溫度與濕度。

呼氣……吸氣

　　要伸展前先呼氣，伸展時，想像你吸入健康、清新、充滿氧氣的空氣進入目標肌肉；然後吐出溫暖的空氣，帶出身體內的毒素和種種負面情緒。每一次的呼吸都讓自己更加健康、有力量。

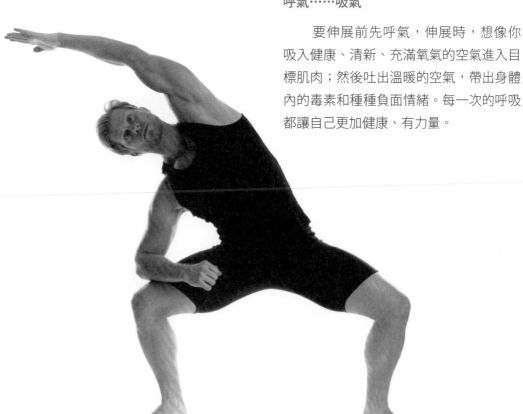

足部輔助伸展 ASSISTED FOOT STRETCHES

腳尖伸展

❶ 坐在墊子或是椅子上，右足踝放在左大腿上。

❷ 右手支撐右足踝，用左手捉住右腳前方向下壓，掌心壓在腳趾的趾節，讓它們朝內。

❸ 換腳，重覆相同的伸展步驟。

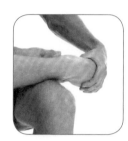

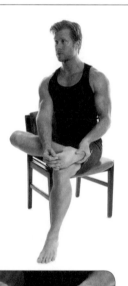

腳趾彎曲

❶ 坐在椅子上，右足踝放在左大腿上。

❷ 右手支撐右腳跟，左手捉住腳趾根部，手指位於腳底板前方。

❸ 把腳趾往後壓，直到足弓的部位有感覺到伸展的力道。

❹ 換腳，重覆相同的伸展步驟。

訓練部位

- 足部
- 小腿肌肉
- 足弓

重點提醒

- 在擠壓腳趾時，掌心要用力，下壓的力量必須大於向上拉的力量。
- 在向上拉時，手指要用力，上拉的力量要大於下壓的力量。

注意

- 腳不要移動，足踝和腳掌要放穩。

專家的建議

不忽略雙足的重要性，我們每天都要靠它們才能到處去。這三種伸展動作可以強化你的足踝、增加雙腳與小腿在進行心肺運動時的動作範圍。

◉打星號 * 者為深層肌肉

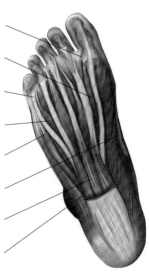

足底骨間肌
plantar interosseous

屈足拇短肌
flexor hallucis brevis*

屈趾短肌
flexor digitorum brevis

足蚓狀肌
lumbricales

屈小趾短肌
flexor digiti minimi brevis

外展足拇肌
abductor hallucis

蹠方肌
quadratus plantae

外展小趾肌
abductor digiti minimi

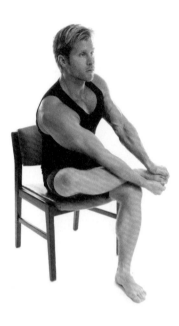

下壓

❶ 坐在墊子或是椅子上，右足踝放在左大腿上。

❷ 雙手掌心放在腳背，手指包住腳底。

❸ 放在腳背的掌心捉緊下壓，在這同時手指要向上按壓，這樣的動作可以讓腳掌向下彎。

❹ 換腳，重覆相同的伸展步驟。

❺ 換回右足踝在左大腿上方，雙手掌心捉住腳背，手指包住腳底。

❻ 在上方的掌心下壓，腳底的手指上提。

❼ 換腳，重覆相同的上提伸展步驟。

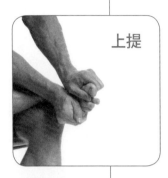

上提

專家的建議
腳不要彎曲，當足踝向內時，大拇趾不要彎向另一邊的腳。

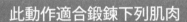

此動作適合鍛鍊下列肌肉

- 伸趾長肌
- 伸趾短肌
- 脛骨前肌
- 伸拇長肌
- 伸拇短肌
- 屈趾短肌
- 蹠方肌
- 屈小趾短肌
- 屈拇短肌
- 足蚓狀肌
- 骨間足底肌
- 外展拇肌
- 外展小趾肌

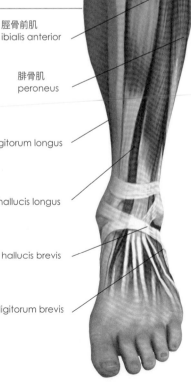

脛骨前肌
ibialis anterior

腓骨肌
peroneus

伸趾長肌
extensor digitorum longus

伸拇長肌
extensor hallucis longus

伸拇短肌
extensor hallucis brevis

伸趾短肌
extensor digitorum brevis

彈力帶伸展 BAND-ASSISTED STRETCHES

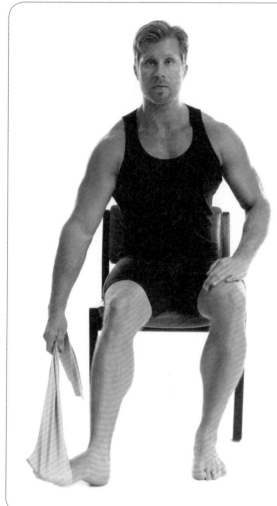

足踝外開伸展

❶ 坐在椅子，雙腳打平放在地板上。

❷ 將彈力帶套在右腳，右手捉住彈力帶的兩邊。

❸ 右腳保持平穩，腳尖朝外，伸直足踝內側。

❹ 換腳，重覆相同的伸展步驟。

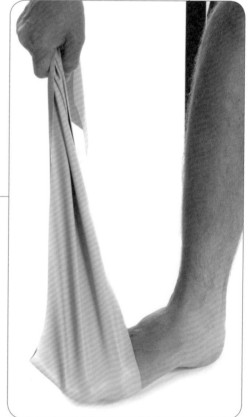

訓練部位

‧足踝

重點提醒

‧*沒有彈力帶的話，可以改用毛巾。*

注意

‧*不要把身體重心放在伸展的那一邊，體重要平均分配在坐在椅上的兩邊臀骨。*

足踝內彎伸展

❶ 坐在椅子上,雙腳放在正前方,膝蓋彎曲。

❷ 將彈力帶套在右腳內側,左手捉住彈力帶的兩邊。

❸ 右腳保持平穩,右腳尖用力,將彈力帶拉向左邊,伸展足踝的外側。

❹ 換邊,重覆相同步驟練習。

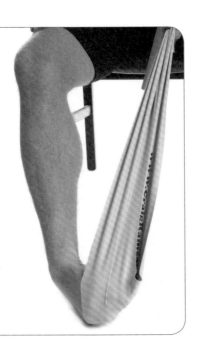

此動作適合鍛鍊下列肌肉

- 腓骨長肌
- 腓骨短肌
- 比目魚肌
- 腓腸肌
- 脛骨後肌

◉打星號 * 者為深層肌肉

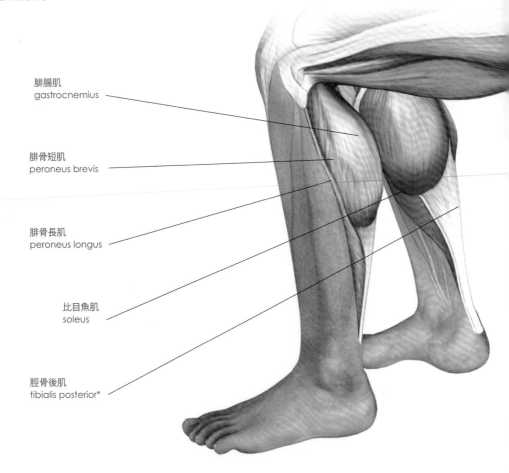

腓腸肌
gastrocnemius

腓骨短肌
peroneus brevis

腓骨長肌
peroneus longus

比目魚肌
soleus

脛骨後肌
tibialis posterior*

坐姿搖籃式 SEATED LEG CRADLE

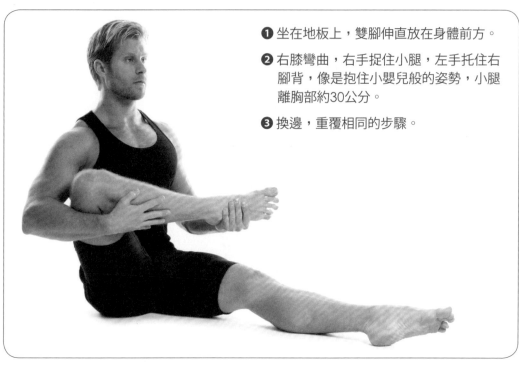

❶ 坐在地板上，雙腳伸直放在身體前方。

❷ 右膝彎曲，右手捉住小腿，左手托住右腳背，像是抱住小嬰兒般的姿勢，小腿離胸部約30公分。

❸ 換邊，重覆相同的步驟。

訓練部位
- 膕繩肌
- 臀部

重點提醒
- 挺直胸膛。
- 縮緊臀部的肌群。

注意
- 不要閉氣。

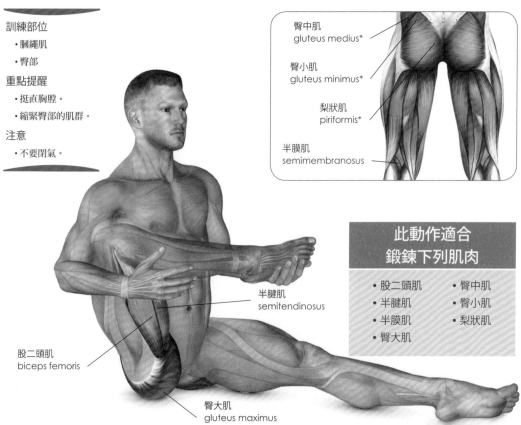

臀中肌
gluteus medius*

臀小肌
gluteus minimus*

梨狀肌
piriformis*

半膜肌
semimembranosus

半腱肌
semitendinosus

股二頭肌
biceps femoris

臀大肌
gluteus maximus

此動作適合鍛鍊下列肌肉

- 股二頭肌
- 半腱肌
- 半膜肌
- 臀大肌
- 臀中肌
- 臀小肌
- 梨狀肌

單邊坐姿前彎 UNILATERAL SEATED FORWARD BEND

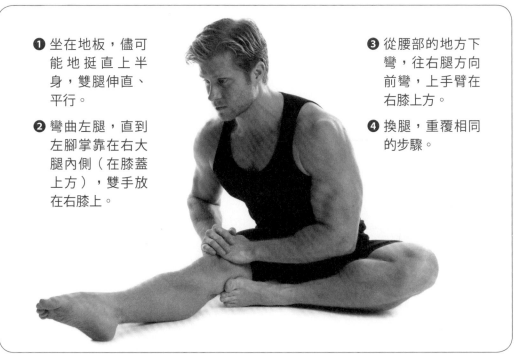

❶ 坐在地板，儘可能地挺直上半身，雙腿伸直、平行。

❷ 彎曲左腿，直到左腳掌靠在右大腿內側（在膝蓋上方），雙手放在右膝上。

❸ 從腰部的地方下彎，往右腿方向前彎，上手臂在右膝上方。

❹ 換腿，重覆相同的步驟。

訓練部位
- 膕繩肌

重點提醒
- 頭前傾可以加強訓練菱形肌，增加伸展的強度。

注意
- 不要拉傷後背——如果背部很緊的話，可以坐在沙發上做這個伸展，下背部要儘可能貼緊沙發。

菱形肌
rhomboideus*

豎脊肌
erector spinae*

多裂肌
multifidus spinae*

半腱肌
semitendinosus

股二頭肌
biceps femoris

半膜肌
semimembranosus

此動作適合
鍛鍊下列肌肉

- 股二頭肌
- 半腱肌
- 半膜肌
- 多裂肌
- 豎脊肌
- 腓腸肌
- 比目魚肌
- 菱形肌

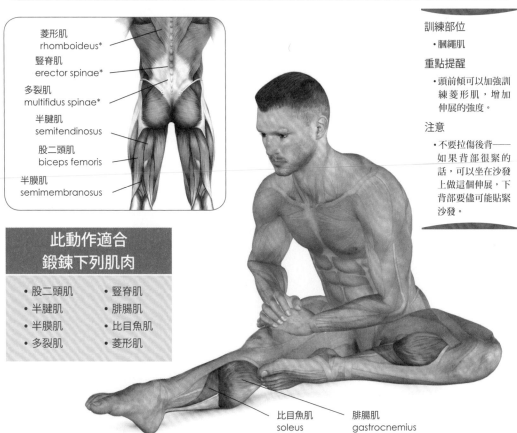

比目魚肌
soleus

腓腸肌
gastrocnemius

雙邊坐姿前彎 BILATERAL SEATED FORWARD BEND

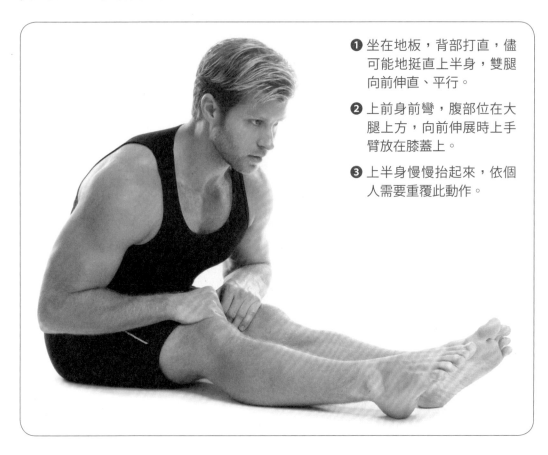

❶ 坐在地板，背部打直，儘可能地挺直上半身，雙腿向前伸直、平行。

❷ 上前身前彎，腹部位在大腿上方，向前伸展時上手臂放在膝蓋上。

❸ 上半身慢慢抬起來，依個人需要重覆此動作。

訓練部位
- 膕繩肌

重點提醒
- 從臀部的地方開始前彎，伸展時脊椎儘可能打直。
- 上半身儘可能往前彎到大腿上方。

注意
- 不要閉氣。

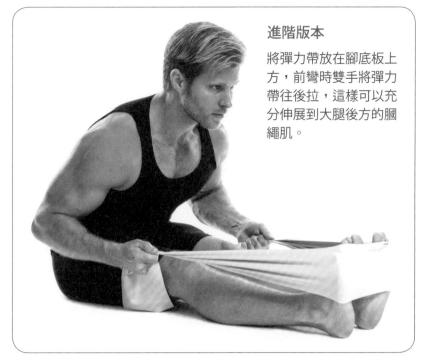

進階版本

將彈力帶放在腳底板上方，前彎時雙手將彈力帶往後拉，這樣可以充分伸展到大腿後方的膕繩肌。

此動作適合
鍛鍊下列肌肉

- 股二頭肌
- 半腱肌
- 半膜肌
- 多裂肌
- 豎脊肌
- 腓腸肌
- 比目魚肌
- 菱形肌

◉打星號 * 者為深層肌肉

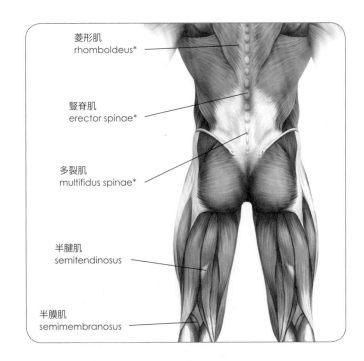

菱形肌
rhomboldeus*

豎脊肌
erector spinae*

多裂肌
multifidus spinae*

半腱肌
semitendinosus

半膜肌
semimembranosus

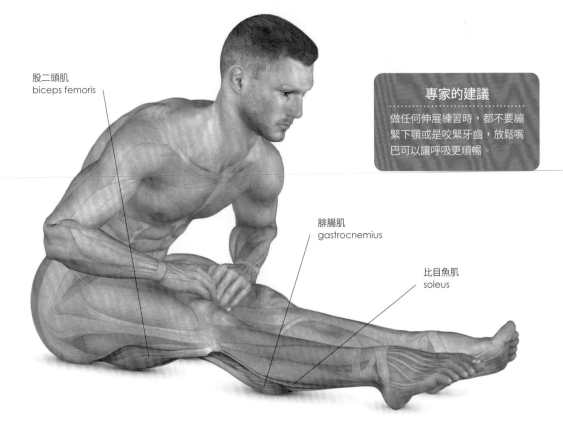

股二頭肌
biceps femoris

專家的建議

做任何伸展練習時，都不要繃緊下顎或是咬緊牙齒，放鬆嘴巴可以讓呼吸更順暢。

腓腸肌
gastrocnemius

比目魚肌
soleus

蝴蝶式伸展 BUTTERFLY STRETCHES

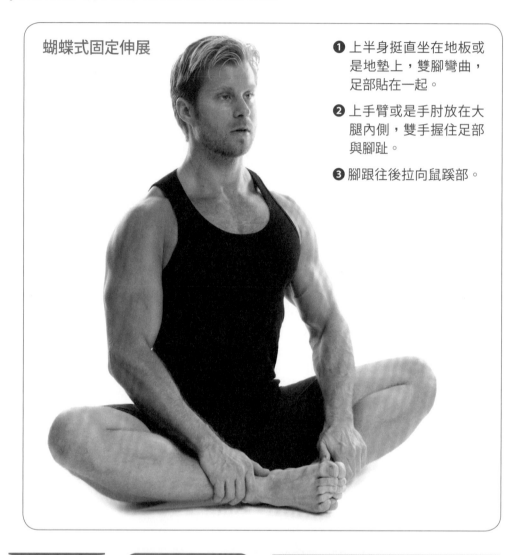

蝴蝶式固定伸展

❶ 上半身挺直坐在地板或是地墊上，雙腳彎曲，足部貼在一起。

❷ 上手臂或是手肘放在大腿內側，雙手握住足部與腳趾。

❸ 腳跟往後拉向鼠蹊部。

訓練部位
- 屈肌
- 下背部
- 軀幹伸肌

重點提醒
- 胸部向下往地板方向移動時吐氣。

注意
- 不要彎腰駝背。
- 不要閉氣。
- 不要向後搖動，臀骨要貼在地板上。

專家的建議
上半身的姿勢要正確，坐正背部打直，要感覺臀骨貼在地板上。

此動作適合鍛鍊下列肌肉

內收長肌	恥骨肌
內收大肌	閉孔外肌
內收短肌	豎脊肌
股薄肌	腰方肌

蝴蝶式前彎伸展

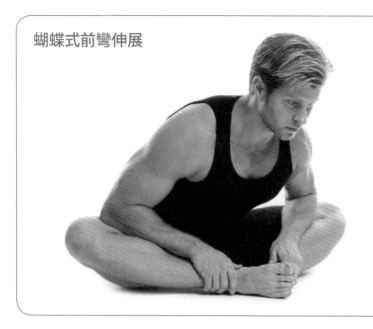

❶ 雙腳彎曲，足部貼在一起，上手臂或是手肘放在大腿內側，雙手握住足部與腳趾。足踝與鼠蹊的距離依身體舒適度作調整。

❷ 上半身前彎，直到鼠蹊部與大腿內側能感受到伸展的力道。

❸ 慢慢抬起上半身，視個人需要重覆相同的步驟。

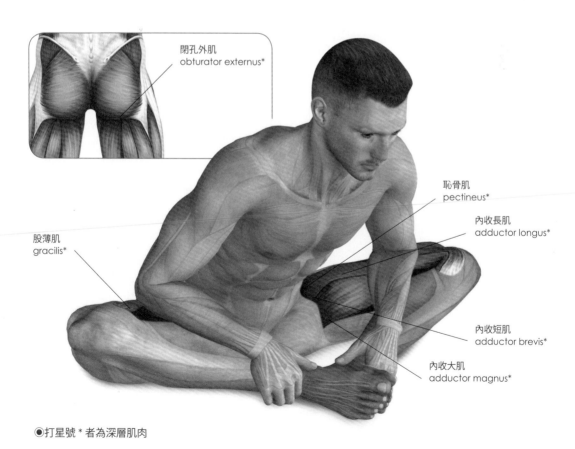

閉孔外肌
obturator externus*

恥骨肌
pectineus*

內收長肌
adductor longus*

內收短肌
adductor brevis*

內收大肌
adductor magnus*

股薄肌
gracilis*

◉打星號 * 者為深層肌肉

湯匙前彎伸展 SCOOP RHOMBOIDS

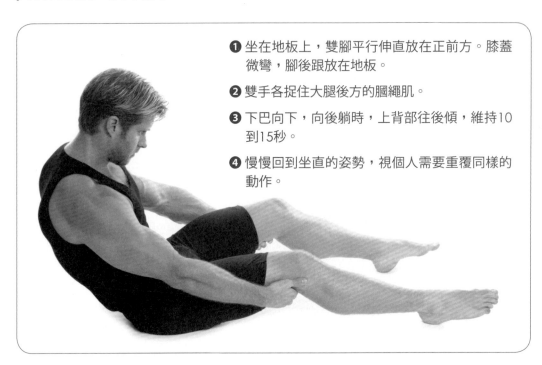

❶ 坐在地板上，雙腳平行伸直放在正前方。膝蓋微彎，腳後跟放在地板。

❷ 雙手各捉住大腿後方的膕繩肌。

❸ 下巴向下，向後躺時，上背部往後傾，維持10到15秒。

❹ 慢慢回到坐直的姿勢，視個人需要重覆同樣的動作。

此動作適合鍛鍊下列肌肉

· 菱形肌

專家的建議

這個伸展動作可以放鬆背部肌群，增加背肌靈活度，讓身體更好活動。

訓練部位
· 上背部

重點提醒
· 背部前彎與向後傾時吐氣。

注意
· 不要閉氣。

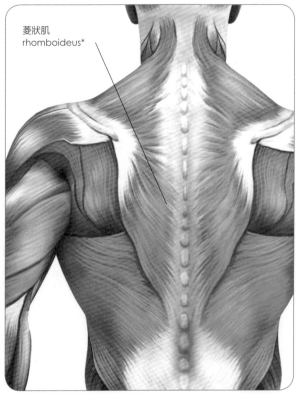

菱狀肌
rhomboideus*

◉打星號 * 者為深層肌肉

前三角肌毛巾伸展 FRONT DELTOID TOWEL STRETCH

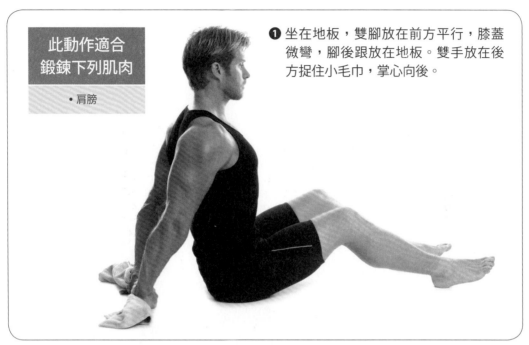

此動作適合鍛鍊下列肌肉

· 肩膀

❶ 坐在地板，雙腳放在前方平行，膝蓋微彎，腳後跟放在地板。雙手放在後方捉住小毛巾，掌心向後。

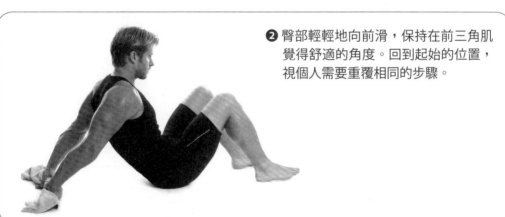

❷ 臀部輕輕地向前滑，保持在前三角肌覺得舒適的角度。回到起始的位置，視個人需要重覆相同的步驟。

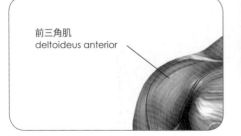

前三角肌
deltoideus anterior

專家的建議

經常使用肩膀與手臂的人，像是美髮造型師與收銀員等，做了這個伸展，應該會感覺到這兩個部位更好活動。

訓練部位
· 肩膀

重點提醒
· 捉住毛巾的雙手要放在一起。

注意
· 頭不要向前傾，要和身體保持一直線。

平躺拱背伸展 LYING-DOWN ARCH STRETCH

❶ 身體躺平,雙腿向前伸直,腳趾往前伸展。

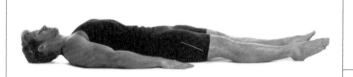

❷ 雙手放在頭的兩側向上伸直,手指也
要伸直,伸展時儘可能拉長身體。

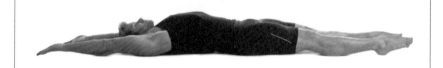

訓練部位

- 腹部
- 肋骨處肌群
- 背部中段

重點提醒

- 從手指到腳趾,
  整個身體拉成一
  直線。

注意

- 下背不要拱太高。

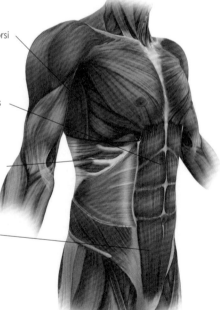

背闊肌
latissimus dorsi

腹直肌
rectus abdominis

肋間內肌
intercostales interni*

腹橫肌
transversus abdominis*

◉打星號 * 者為深層肌肉

平躺鼠蹊部伸展 LYING-DOWN GROIN STRETCH

❶ 平躺，雙腿從髖部的地方開始彎曲，腳掌合在
一起。

❷ 膝蓋彎曲，腳掌往鼠蹊處拉近，腳掌要保持合
在一起。

❸ 雙手放在大腿內側。

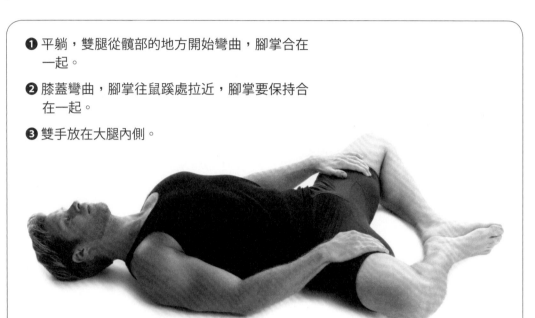

此動作適合鍛鍊下列肌肉

• 內收長肌	• 股薄肌
• 內收大肌	• 恥骨肌
• 內收短肌	• 閉孔外肌

訓練部位
• 鼠蹊處肌群

重點提醒
• 要增加伸展的強
度，腳掌外側的
前方貼在地板，
腳後跟向上拉。

注意
• 下背部不要離開
地板。
• 不要為了增加伸展
的強度，把腿打得
更開而在地板彈動
雙腳。

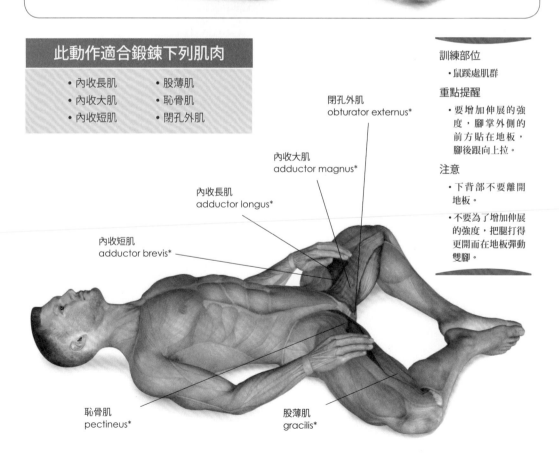

閉孔外肌
obturator externus*

內收大肌
adductor magnus*

內收長肌
adductor longus*

內收短肌
adductor brevis*

恥骨肌
pectineus*

股薄肌
gracilis*

平躺張手伸展 LYING-DOWN PRETZEL STRETCH

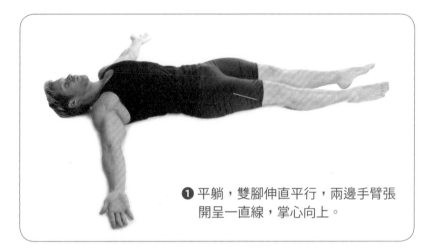

❶ 平躺，雙腳伸直平行，兩邊手臂張
開呈一直線，掌心向上。

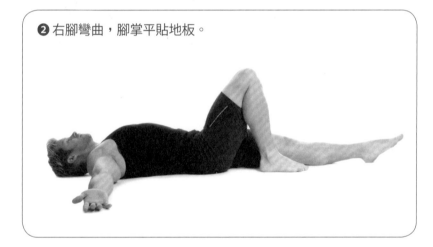

❷ 右腳彎曲，腳掌平貼地板。

訓練部位
- 旋轉肌群
- 臀部
- 胸腔

重點提醒
- 手肘與腰部要低於
  肩膀，以保護旋轉
  肌群。

注意
- 肩膀不要抬起
  來，整個過程兩邊
  的肩胛骨都要平貼
  地板。

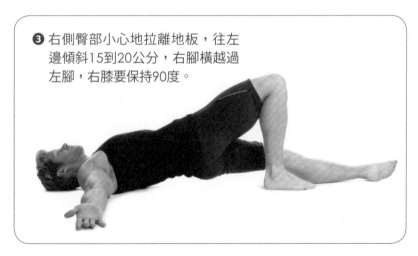

❸ 右側臀部小心地拉離地板，往左
邊傾斜15到20公分，右腳橫越過
左腳，右膝要保持90度。

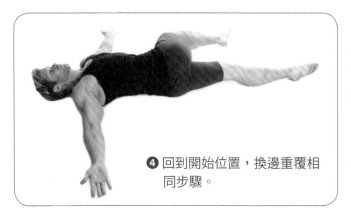

❹ 回到開始位置，換邊重覆相同步驟。

此動作適合鍛鍊下列肌肉

- 孖孖短肌
- 孖孖長肌
- 臀中肌
- 臀小肌
- 梨狀肌
- 閉孔外肌
- 閉孔內肌
- 胸大肌
- 胸小肌
- 股方肌
- 臀大肌

專家的建議

腳要橫越時，要確保身體從頭到伸直的腳趾呈一直線。

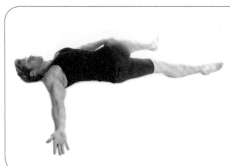

進階版本

右腳橫跨左腳時，左掌心放在右腿的股四頭肌上，右腳再橫越過左腿。兩邊的步驟相同。

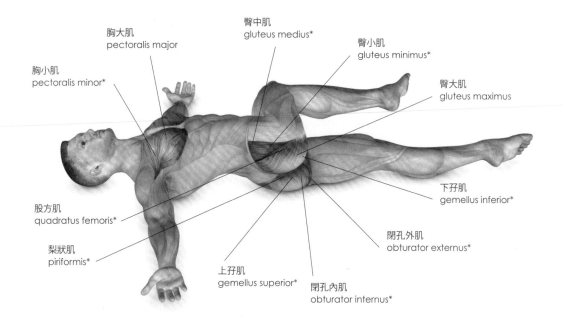

胸小肌
pectoralis minor*

胸大肌
pectoralis major

臀中肌
gluteus medius*

臀小肌
gluteus minimus*

臀大肌
gluteus maximus

下孖肌
gemellus inferior*

閉孔外肌
obturator externus*

閉孔內肌
obturator internus*

上孖肌
gemellus superior*

梨狀肌
piriformis*

股方肌
quadratus femoris*

◉打星號 * 者為深層肌肉

單腳伸展 UNILATERAL LEG STRETCHES

單腳膝蓋胸口伸展

❶ 平躺在地上，右膝彎曲，拉向胸口。

❷ 雙手放在右腿膕繩肌上，輕輕地將
膝蓋拉向胸口做伸展。

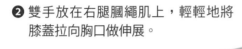

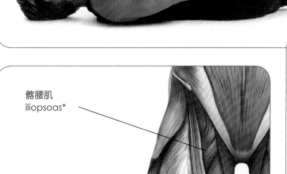

髂腰肌
iliopsoas*

訓練部位
- 下背
- 鼠蹊肌群
- 臀部
- 膕繩肌

重點提醒
- 下背要平貼地板，
  骨盆縮進0.5公
  分，可以幫助你達
  成這個動作。

注意
- 不要抬高頭部或是
  上背部。
- 不要閉氣。

> **專家的建議**
>
> 可使用40-41頁的臀部內收
> 肌伸展來做這兩種單腳伸
> 展，一邊做完三種伸展後
> 才換邊做，這樣動作可以更
> 加順暢。

進階版本

要將腿拉向胸口時，將雙手放在脛骨
上方。

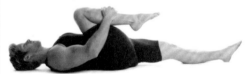

高階版本

將彎曲的腳向上拉，直到大腿與小腿
彎成90度，左手放在足踝，右手將大
腿壓得更靠近胸口，可以增加膕繩肌
與髂腰肌的伸展強度。

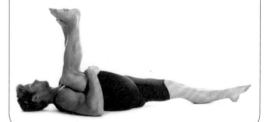

單腳打直伸展

❶ 雙手放在大腿後方的膕繩肌，右腿往天花板的方向伸直。

❷ 兩腳腳趾用力伸直。

❸ 右手往向上挪，放在右小腿的肌肉上，左手放在右腿後方的膕繩肌，輕輕地將大腿壓向胸口，增加伸展的強度。

❹ 接著做40-41頁的「臀部內收肌伸展」。

進階版本

將毛巾或是彈力帶放在腳掌前方，兩手捉住毛巾的兩邊，輕輕地往下拉以增加伸展的強度。

此動作適合鍛鍊下列肌肉

- 豎脊肌
- 臀大肌
- 臀中肌
- 臀小肌
- 股二頭肌
- 半腱肌
- 半膜肌
- 髂腰肌
- 腓腸肌
- 比目魚肌

半膜肌 semimembranosus

半腱肌 semitendinosus

股二頭肌 biceps femoris

比目魚肌 soleus

腓腸肌 gastrocnemius

臀大肌 gluteus maximus

臀小肌 gluteus minimus*

臀中肌 gluteus medius*

豎脊肌 erector spinae*

◉打星號 * 者為深層肌肉

臀部內收肌伸展 HIP ADDUCTOR STRETCH

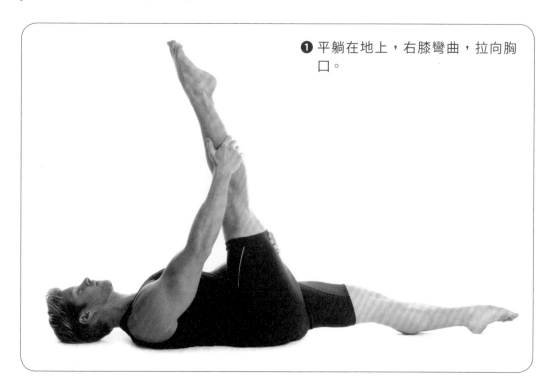

❶ 平躺在地上，右膝彎曲，拉向胸口。

此動作適合鍛鍊下列肌肉

- 內收長肌
- 閉孔外肌
- 內收大肌
- 股二頭肌
- 內收短肌
- 半腱肌
- 股薄肌
- 半膜肌
- 恥骨肌

訓練部位
- 臀部內收肌

重點提醒
- 伸展那一邊的腳向前彎，可以增加伸展的強度。

注意
- 背部不要離開地板。
- 不要閉氣。

專家的建議
進行步驟 ❷，將手放在地板上時，手肘和手腕要稍微低於肩膀以保護肩膀的旋轉肌群。

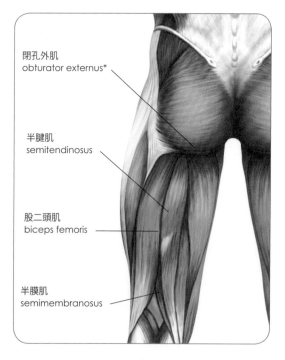

閉孔外肌
obturator externus*

半腱肌
semitendinosus

股二頭肌
biceps femoris

半膜肌
semimembranosus

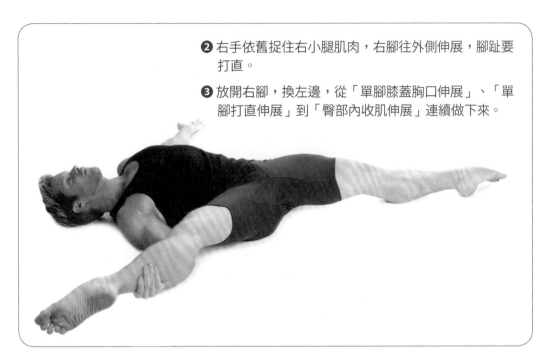

❷ 右手依舊捉住右小腿肌肉，右腳往外側伸展，腳趾要打直。

❸ 放開右腳，換左邊，從「單腳膝蓋胸口伸展」、「單腳打直伸展」到「臀部內收肌伸展」連續做下來。

◉打星號 * 者為深層肌肉

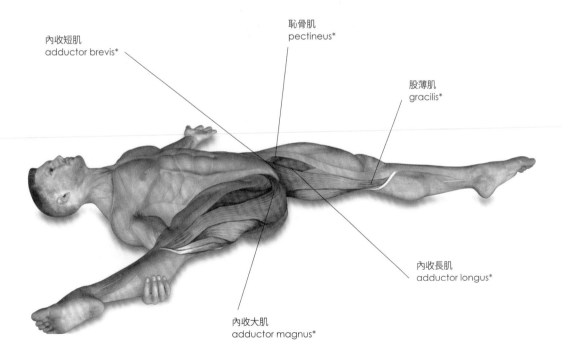

內收短肌
adductor brevis*

恥骨肌
pectineus*

股薄肌
gracilis*

內收長肌
adductor longus*

內收大肌
adductor magnus*

4字型仰躺伸展 LYING-DOWN FIGURE *4*

❶ 平躺，雙腿向前伸直。

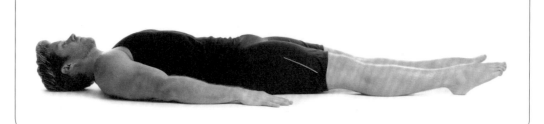

❷ 腳背用力向前打直，右膝彎曲，右足踝放在左大腿
膝蓋上方，就像是一個4字。

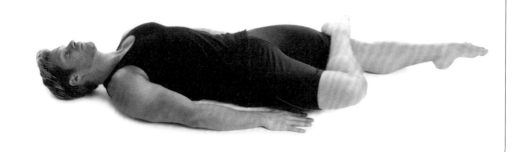

訓練部位
· 臀部

重點提醒
· 頭與肩胛骨要平貼
  地板。

注意
· 下半身不要扭曲，
  兩邊的臀部要等高。

此動作適合鍛鍊下列肌肉

- 臀大肌　· 臀小肌
- 臀中肌　· 梨狀肌

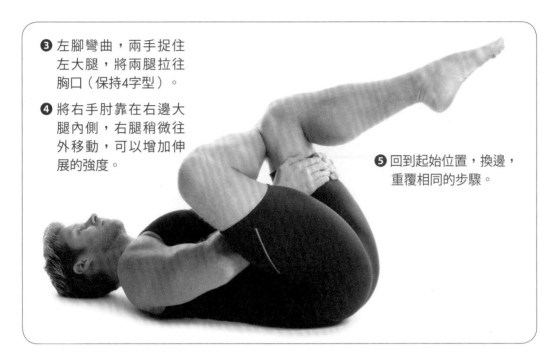

❸ 左腳彎曲，兩手捉住左大腿，將兩腿拉往胸口（保持4字型）。

❹ 將右手肘靠在右邊大腿內側，右腿稍微往外移動，可以增加伸展的強度。

❺ 回到起始位置，換邊，重覆相同的步驟。

◉打星號 * 者為深層肌肉

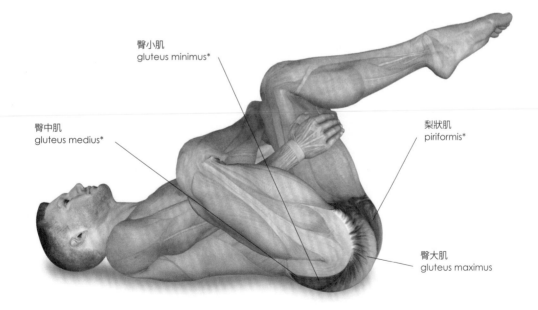

臀小肌
gluteus minimus*

臀中肌
gluteus medius*

梨狀肌
piriformis*

臀大肌
gluteus maximus

臀部深層肌伸展 INTERNAL HIP ROTATOR STRETCH

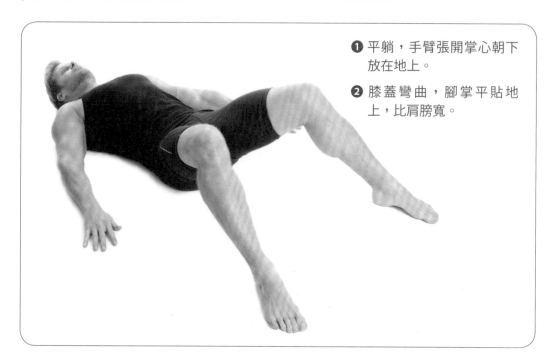

❶ 平躺，手臂張開掌心朝下
放在地上。

❷ 膝蓋彎曲，腳掌平貼地
上，比肩膀寬。

專家的建議

這個伸展無需
太大的動作，
臀部只要向內
旋轉5到12公
分即可。

❸ 上半身不要動，臀部向內
旋轉，讓膝蓋朝地板的方
向轉動。

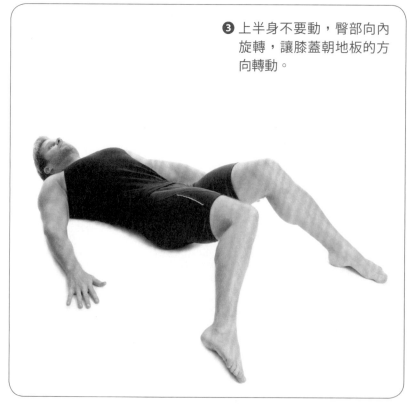

訓練部位
・臀部旋轉肌

重點提醒
・腹部內縮，雙手
平放地板以支撐
下背部。

注意
・下背部與臀部要
上抬。

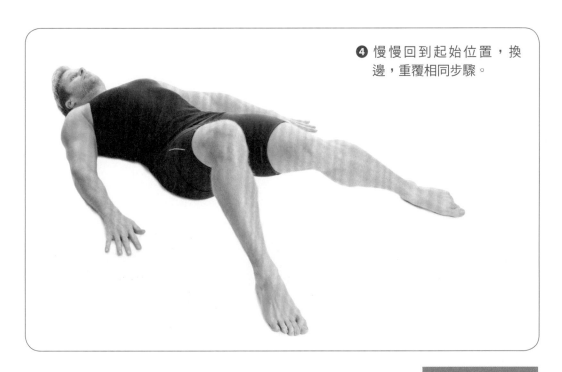

❹ 慢慢回到起始位置，換邊，重覆相同步驟。

此動作適合鍛鍊下列肌肉

- 臀中肌
- 臀小肌
- 闊筋膜張肌

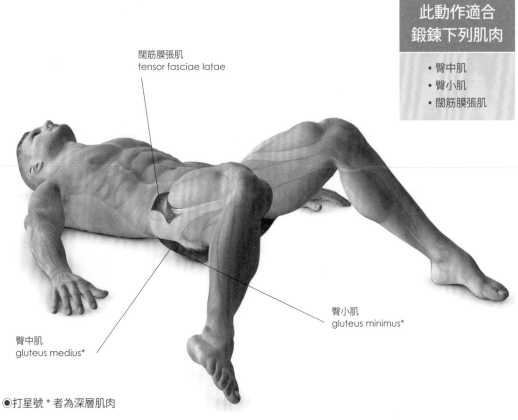

闊筋膜張肌
tensor fasciae latae

臀小肌
gluteus minimus*

臀中肌
gluteus medius*

◉打星號 * 者為深層肌肉

快樂嬰兒式伸展 HAPPY BABY STRETCH

❶ 平躺在地板上。

❷ 膝蓋彎曲，拉向胸口，雙手各捉住兩邊的腳掌。

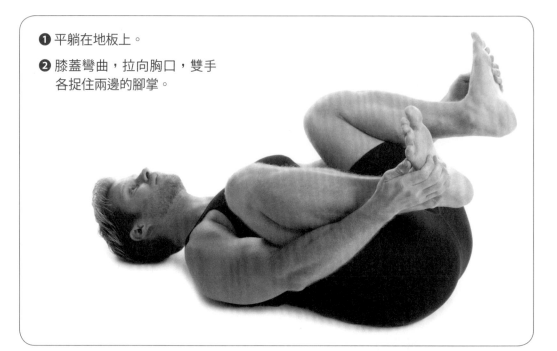

此動作適合鍛鍊下列肌肉

- 臀大肌
- 臀中肌
- 臀小肌
- 梨狀肌
- 股二頭肌
- 半腱肌
- 半膜肌
- 豎脊肌
- 多裂肌

訓練部位
- 臀部
- 膕繩肌
- 下背部

重點提醒
- 保持手肘微彎。
- 肩膀要貼著地板。
- 骨盆往內縮0.5公分，讓腹肌可以出力固定下背部。

注意
- 頭或是肩胛骨不要離開地板。

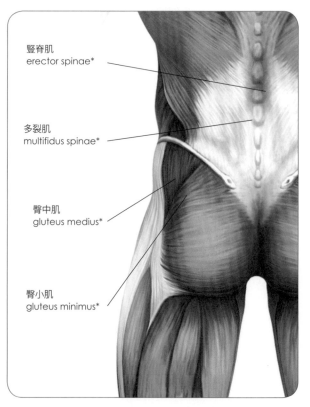

豎脊肌
erector spinae*

多裂肌
multifidus spinae*

臀中肌
gluteus medius*

臀小肌
gluteus minimus*

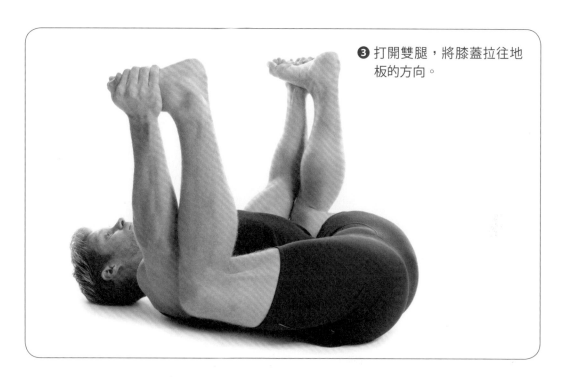

❸ 打開雙腿，將膝蓋拉往地
板的方向。

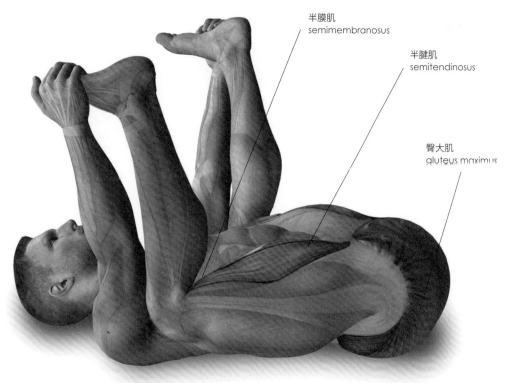

半膜肌
semimembranosus

半腱肌
semitendinosus

臀大肌
gluteus maximus

◉打星號 * 者為深層肌肉

側躺肋骨伸展 SIDE-LYING RIB STRETCH

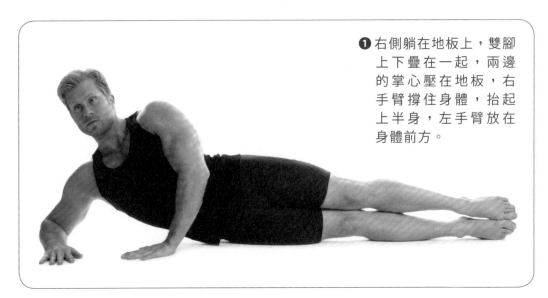

❶ 右側躺在地板上，雙腳上下疊在一起，兩邊的掌心壓在地板，右手臂撐住身體，抬起上半身，左手臂放在身體前方。

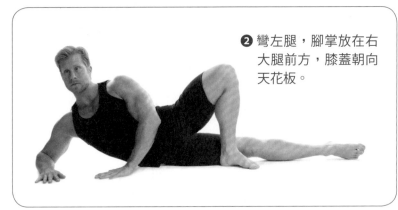

❷ 彎左腿，腳掌放在右大腿前方，膝蓋朝向天花板。

訓練部位
- 肋骨
- 腹斜肌
- 大腿外側
- 下背部

重點提醒
- 將身體重心移到下側的臀部。
- 若是靠在地板下側臀部會痛，可以將毛巾墊在下方。

注意
- 不要縮緊下巴，會讓頸部繃緊。

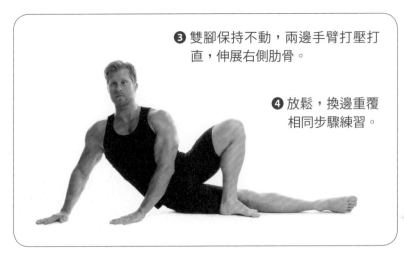

❸ 雙腳保持不動，兩邊手臂打壓打直，伸展右側肋骨。

❹ 放鬆，換邊重覆相同步驟練習。

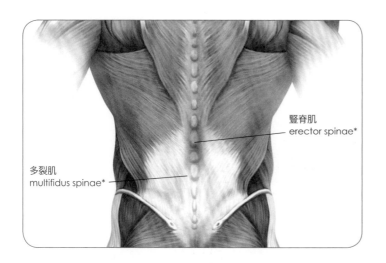

豎脊肌
erector spinae*

多裂肌
multifidus spinae*

此動作適合
鍛鍊下列肌肉

- 腹外斜肌
- 腹內斜肌
- 闊筋膜張肌
- 多裂肌
- 豎脊肌

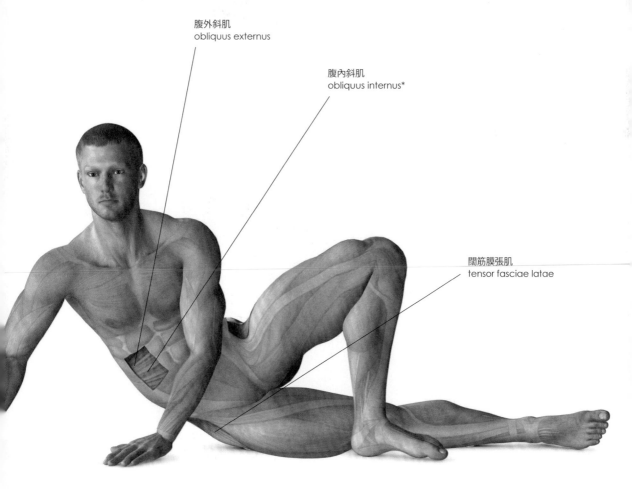

腹外斜肌
obliquus externus

腹內斜肌
obliquus internus*

闊筋膜張肌
tensor fasciae latae

◉打星號 * 者為深層肌肉

側躺曲膝伸展 SIDE-LYING KNEE BEND

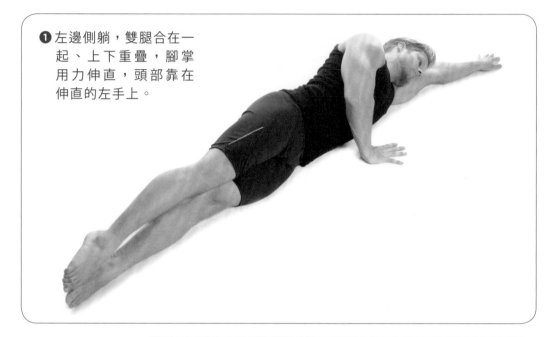

❶ 左邊側躺，雙腿合在一起、上下重疊，腳掌用力伸直，頭部靠在伸直的左手上。

訓練部位
・股四頭肌

重點提醒
・兩邊膝蓋上下重疊。
・骨盆稍微向前傾，抬起胸口以伸展核心肌群。
・腳指要向前打直，與腳呈一直線。

注意
・不要往後靠在臀部肌肉。

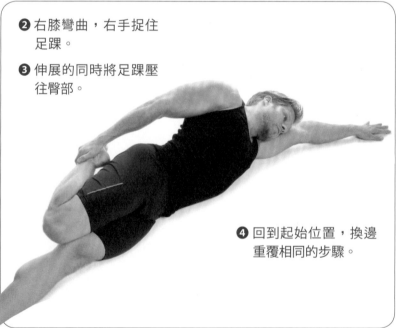

❷ 右膝彎曲，右手捉住足踝。

❸ 伸展的同時將足踝壓往臀部。

❹ 回到起始位置，換邊重覆相同的步驟。

此動作適合鍛鍊下列肌肉

- 股直肌
- 股內側肌
- 股外側肌
- 股中間肌

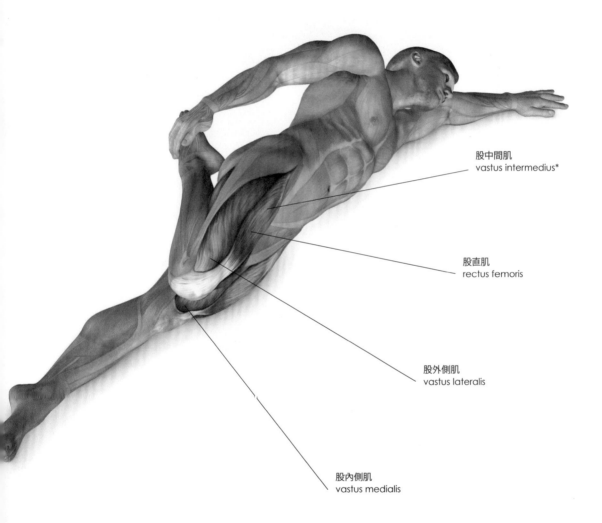

股中間肌
vastus intermedius*

股直肌
rectus femoris

股外側肌
vastus lateralis

股內側肌
vastus medialis

◉打星號＊者為深層肌肉

眼鏡蛇式伸展 COBRA STRETCH

❶ 臉朝下，躺在地板，雙腿向後伸直，腳掌打平，
　掌心壓在地板，位於肩膀前，手肘放在地板上。

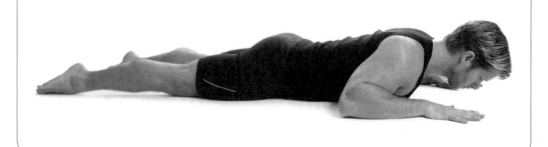

❷ 雙手下壓，慢慢抬起胸口，將肩膀往後推。

❸ 肩膀向下、向後時，尾骨往恥骨的方向壓。

❹ 拉長頸部，雙眼平視正前方。

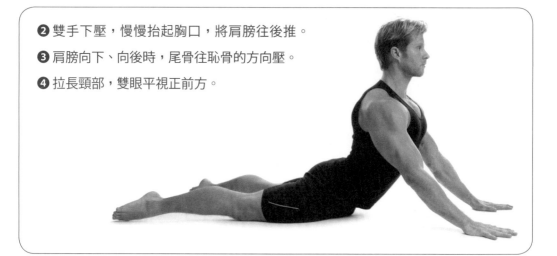

訓練部位
- 腹肌

重點提醒
- 壓力放在地板與臀部之間。
- 肩膀放鬆，不要聳肩。

注意
- 頭部不要過度後仰。
- 伸展過頭，會讓下背部承受太大的壓力。

此動作適合鍛鍊下列肌肉

• 腹直肌	• 腹外斜肌
• 腹橫肌	• 腹內斜肌

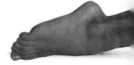

專家的建議

胸口向前、向上,這樣可以降低下背部拉傷的風險。

初階版本

第一、第二步驟相同,只要抬起胸口,上手臂放在地板。

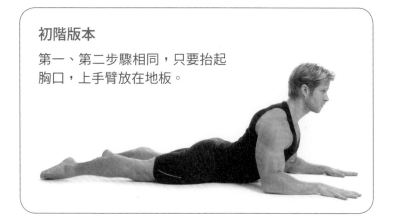

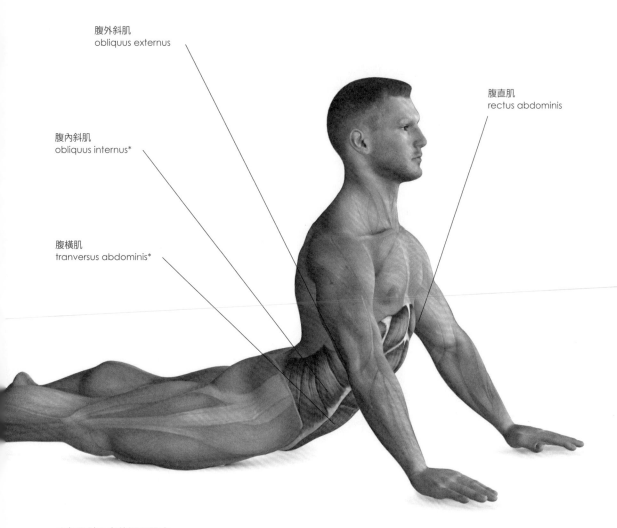

腹外斜肌
obliquus externus

腹直肌
rectus abdominis

腹內斜肌
obliquus internus*

腹橫肌
tranversus abdominis*

◉打星號 * 者為深層肌肉

背部伸展 BACK STRETCHES

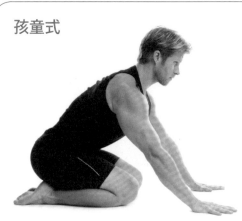

孩童式

❶ 與 52 頁眼鏡蛇式一樣的姿勢，躺在地板，雙腿向後伸直，掌心與手肘放在地板。

❷ 膝蓋彎曲，手臂伸直，撐起上半身、臀部坐在腳跟上。

❸ 上半身往前，雙手伸直，掌心放在地板上，讓前額貼在地板。

訓練部位
· 背部
· 股四頭肌

重點提醒
· 在做孩童式時，前額可以放在毛巾或是小墊子上。

注意
· 脖子與肩膀不要用力。
· 不要過度伸展下背部或是手臂。
· 不要閉氣。

專家的建議
孩童式是放鬆的伸展，可以做這個練習釋放壓力。

此動作適合鍛鍊下列肌肉

· 股直肌	· 多裂肌
· 股外側肌	· 豎脊肌
· 股內側肌	· 菱形肌
· 股中間肌	· 斜方肌

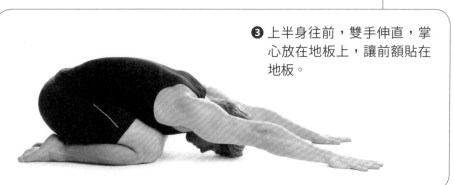

股中間肌
vastus intermedius*

菱形肌
rhomboideus*

斜方肌
trapezius

股直肌
rectus femoris

股內側肌
vastus medialis

股外側肌
vastus lateralis

曲膝抬臀伸展

❶ 與上頁孩童式一樣的姿勢，雙腳曲膝，臀部高過膝蓋，上半身向半傾，手臂伸直、掌心向下放在地板，慢慢地將額頭放在地板。

❷ 左手臂彎曲，與身體呈90度，掌心平放在地板。

❸ 回到起始姿勢，換邊以相同步驟練習。

此動作適合鍛鍊下列肌肉

• 背闊肌

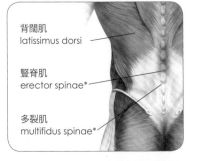

背闊肌
latissimus dorsi

豎脊肌
erector spinae*

多裂肌
multifidus spinae*

專家的建議

在練習貓式時，將雙手與膝蓋向下壓，以達到最大收縮。

◉打星號 * 者為深層肌肉

貓式伸展

❶ 從上一個「曲膝抬臀伸展」的姿勢坐起來，四肢著地，雙手打開與肩同寬，膝部打開5到7公分。

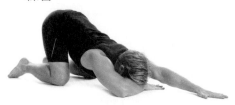

❷ 拱起脊椎，肚臍縮往脊椎的方向，臀部抬高，肩膀要保持平穩。

❸ 保持拱起的動作，然後放鬆。

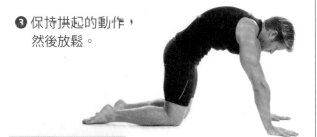

此動作適合鍛鍊下列肌肉

• 豎脊肌

鴿子式伸展 PIGEON STRETCH

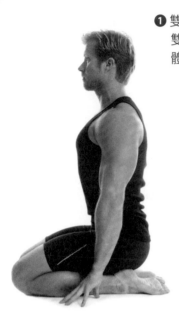

❶ 雙腳輕輕地跪坐在小腿上，雙手放在身側，幫忙支撐身體的重量。

專家的建議

甚至可以嘗試更進一步的伸展，傾斜你的軀幹向前，直到你的頭在你的交叉前臂上方。

此動作適合鍛鍊下列肌肉

• 內收長肌	• 股直肌	• 半膜肌
• 內收大肌	• 股外側肌	• 臀大肌
• 內收短肌	• 股中間肌	• 臀中肌
• 股薄肌	• 股內側肌	• 臀小肌
• 恥骨肌	• 股二頭肌	• 髂腰肌
• 閉孔外肌	• 半腱肌	

❷ 左腿往後伸直，與身體在同一直線上，右膝蓋面向前方。

❸ 手臂往前放在右膝蓋的前方，雙手保持與肩同寬，掌心向下、平放在地板。

訓練部位
• 臀部
• 鼠蹊
• 膕繩肌
• 股四頭肌

重點提醒
• 手肘微彎。
• 靠在彎曲的前腳上。

注意
• 不要過度伸展手肘。

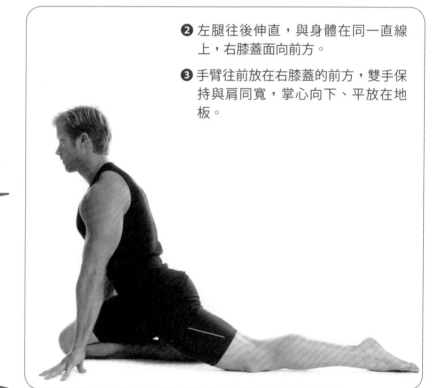

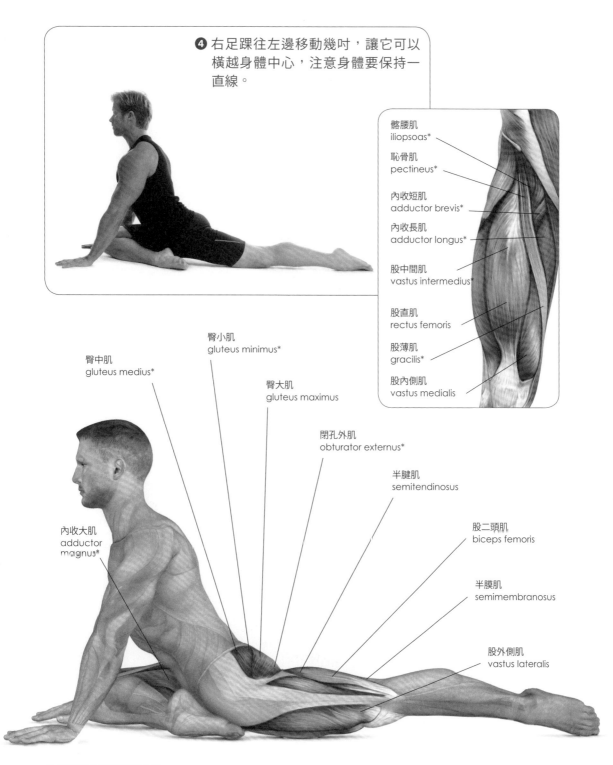

❹ 右足踝往左邊移動幾吋，讓它可以橫越身體中心，注意身體要保持一直線。

髂腰肌
iliopsoas*

恥骨肌
pectineus*

內收短肌
adductor brevis*

內收長肌
adductor longus*

股中間肌
vastus intermedius*

股直肌
rectus femoris

股薄肌
gracilis*

股內側肌
vastus medialis

臀小肌
gluteus minimus*

臀中肌
gluteus medius*

臀大肌
gluteus maximus

閉孔外肌
obturator externus*

半腱肌
semitendinosus

內收大肌
adductor magnus*

股二頭肌
biceps femoris

半膜肌
semimembranosus

股外側肌
vastus lateralis

●打星號 * 者為深層肌肉

脛骨伸展 SHIN STRETCH

❶ 輕輕跪坐在足踝上。

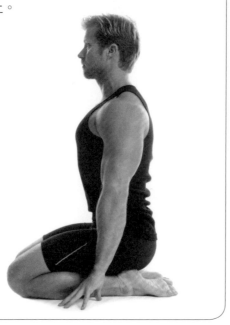

此動作適合
鍛鍊下列肌肉

- 腓腸肌
- 比目魚肌
- 股直肌
- 股中間肌
- 股外側肌
- 股內側肌

❷ 雙手平放在身體後方的地板，指尖朝向正前方，手肘微彎。

❸ 稍微向後靠可以增加伸展的強度。

訓練部位

- 脛骨
- 股四頭肌

重點提醒

- 收縮臀肌，避免腰椎彎曲，不要完全坐在足踝上，讓臀部與足踝之間保持一些空間。

注意

- 背部不要拱起來。

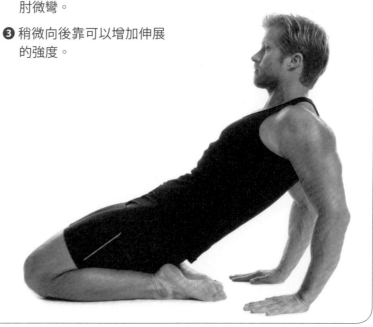

◉打星號 * 者為深層肌肉

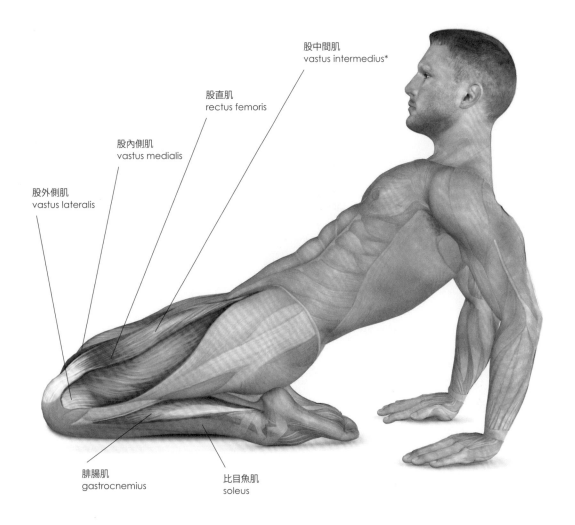

股中間肌
vastus intermedius*

股直肌
rectus femoris

股內側肌
vastus medialis

股外側肌
vastus lateralis

腓腸肌
gastrocnemius

比目魚肌
soleus

進階版本

手肘慢慢彎曲、平放在地板上,想要增加伸展
的強度的話,可以放低身體,直到肩胛骨整個
放平在地板,手臂平放在小腿兩側。

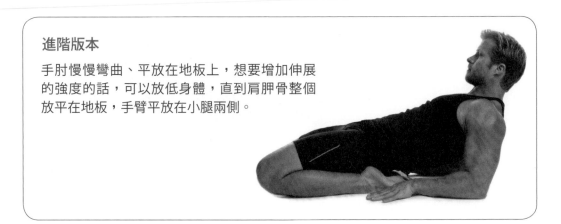

張腿青蛙式伸展 FROG STRADDLE

❶ 跪在地上，四肢著地。

❷ 手肘彎曲，將身體重心移到前面，
　讓手肘和前臂支撐體重。

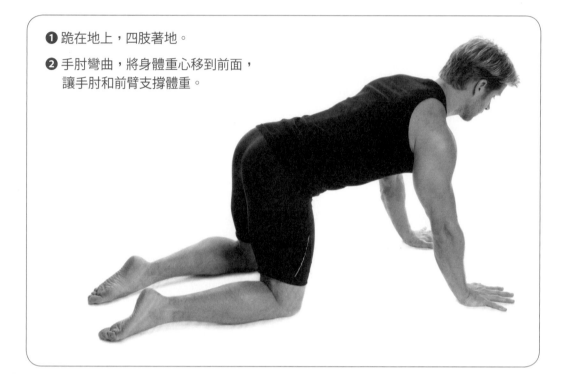

❸ 膝蓋打開，雙腳稍微往內，承擔一些身體
　的重量，減少膝蓋的壓力。

❹ 雙腿放低，臀部向下，腳往內靠，直到腳
　掌合在一起，以增加伸展的強度。

訓練部位
- 大腿內側
- 臀部內收肌

重點提醒
- 以不痛為原則儘量
　伸展。

注意
- 膝蓋骨不要承受太
　多的壓力。
- 下背部不要下沉。

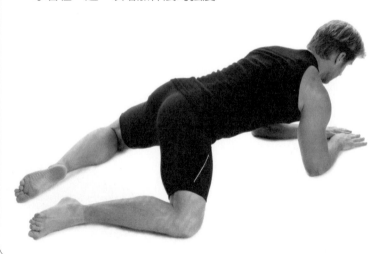

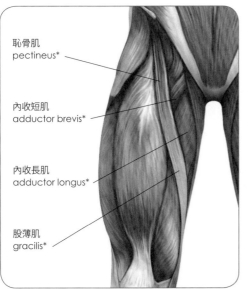

恥骨肌
pectineus*

內收短肌
adductor brevis*

內收長肌
adductor longus*

股薄肌
gracilis*

進階版本

前臂往前，身體向下，伸展時讓兩邊
的骨盆和足踝平放在地板上。

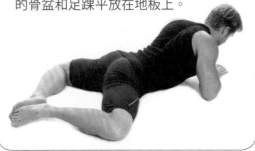

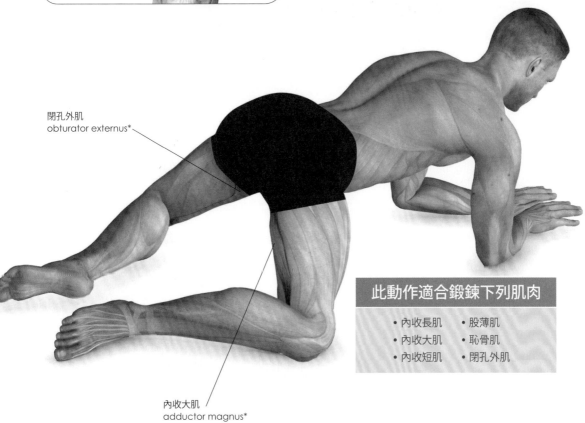

閉孔外肌
obturator externus*

內收大肌
adductor magnus*

此動作適合鍛鍊下列肌肉

• 內收長肌	• 股薄肌
• 內收大肌	• 恥骨肌
• 內收短肌	• 閉孔外肌

◉打星號 * 者為深層肌肉

坐姿一側伸展 HALF STRADDLE STRETCHES

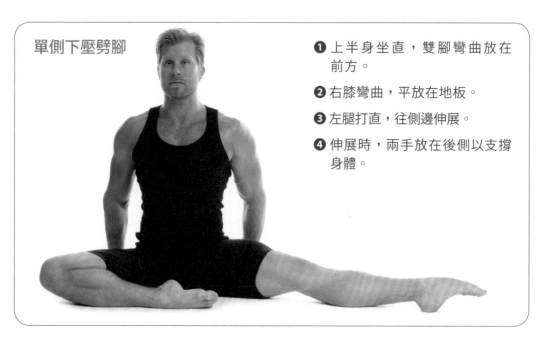

單側下壓劈腳

❶ 上半身坐直，雙腳彎曲放在前方。

❷ 右膝彎曲，平放在地板。

❸ 左腿打直，往側邊伸展。

❹ 伸展時，兩手放在後側以支撐身體。

訓練部位
- 膕繩肌
- 股四頭肌
- 大腿內側
- 小腿肌肉
- 腹斜肌

重點提醒
- 可以靠在沙發以保持身體的平衡，坐在地板的兩邊臀骨要呈一直線。
- 向側身伸展時，拉長上半身，以碰觸大腿和膝蓋。

注意
- 臀部不要抬離地板。

專家的建議
完成兩種側身的伸展後再換邊，可以讓動作更加流暢。

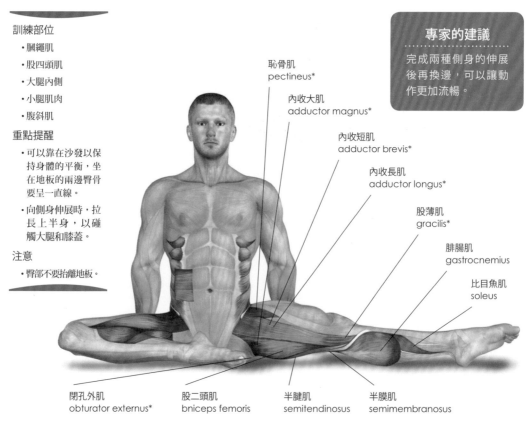

恥骨肌
pectineus*

內收大肌
adductor magnus*

內收短肌
adductor brevis*

內收長肌
adductor longus*

股薄肌
gracilis*

腓腸肌
gastrocnemius

比目魚肌
soleus

閉孔外肌
obturator externus*

股二頭肌
bniceps femoris

半腱肌
semitendinosus

半膜肌
semimembranosus

◉打星號 * 者為深層肌肉

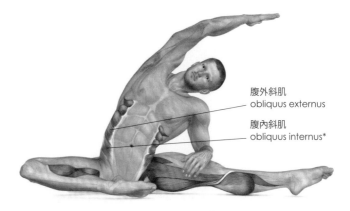

腹外斜肌
obliquus externus

腹內斜肌
obliquus internus*

此動作適合鍛鍊下列肌肉

- 股二頭肌
- 內收短肌
- 半腱肌
- 股薄肌
- 半膜肌
- 恥骨肌
- 腓腸肌
- 閉孔外肌
- 比目魚肌
- 腹外斜肌
- 內收長肌
- 腹內斜肌
- 內收大肌

側身彎曲伸展

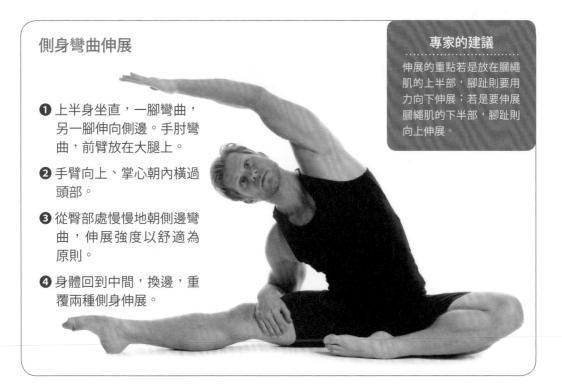

❶ 上半身坐直，一腳彎曲，另一腳伸向側邊。手肘彎曲，前臂放在大腿上。

❷ 手臂向上、掌心朝內橫過頭部。

❸ 從臀部處慢慢地朝側邊彎曲，伸展強度以舒適為原則。

❹ 身體回到中間，換邊，重覆兩種側身伸展。

專家的建議

伸展的重點若是放在膕繩肌的上半部，腳趾則要用力向下伸展；若是要伸展膕繩肌的下半部，腳趾則向上伸展。

進階版本

手肘與上手臂向下，放在大腿前方。

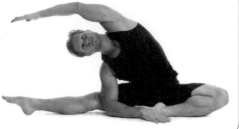

◉打星號 * 者為深層肌肉

雙腳坐姿伸展 DOUBLE-LEG STRADDLE SPLIT

❶ 上半身坐挺，雙腳向外伸直，從臀部處開始儘可能向外延伸，足踝要彎成90度，讓腳趾朝上。

❷ 一手放在身體前面的地板，一手在後，兩邊的臀骨要呈一直線。

❸ 換手，重覆相同步驟。

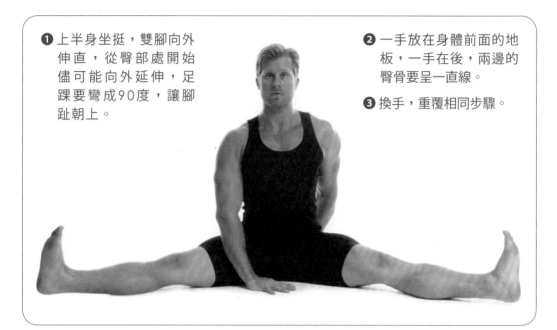

訓練部位
• 臀部內收肌群
• 膕繩肌

重點提醒
• 拉長上半身，坐得越挺直越好。

注意
• 伸展時，背部不要傾斜。
• 下背部不要彎曲。
• 不要故意彈動大腿讓雙腿打得更開，導致身體產生疼痛。

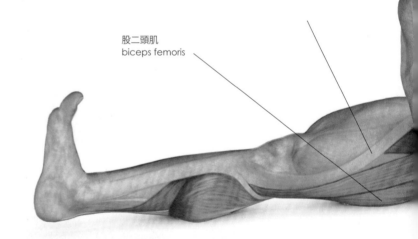

股二頭肌
biceps femoris

專家的建議

背部可以靠在椅背或是固定物上，以減輕腰部承受的壓力。

此動作適合鍛鍊下列肌肉

• 股二頭肌	• 內收短肌
• 半腱肌	• 股薄肌
• 半膜肌	• 恥骨肌
• 內收長肌	• 閉孔外肌
• 內收大肌	

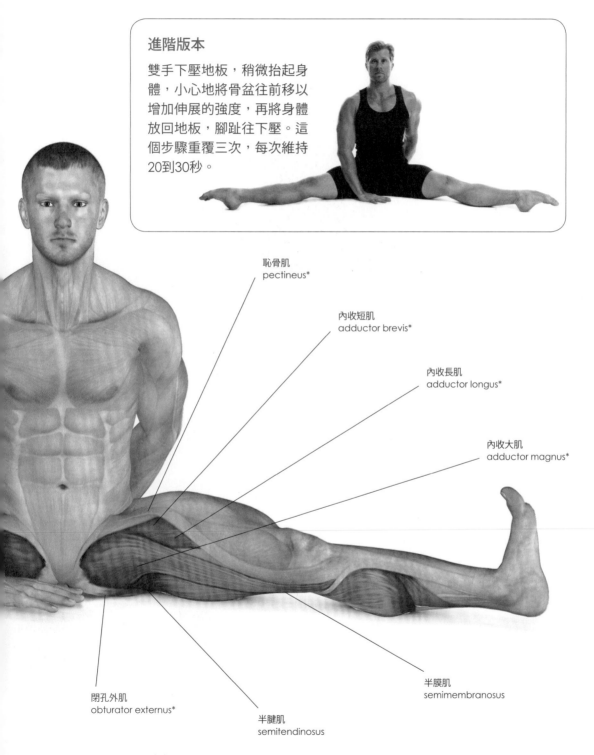

進階版本

雙手下壓地板，稍微抬起身體，小心地將骨盆往前移以增加伸展的強度，再將身體放回地板，腳趾往下壓。這個步驟重覆三次，每次維持20到30秒。

恥骨肌
pectineus*

內收短肌
adductor brevis*

內收長肌
adductor longus*

內收大肌
adductor magnus*

半膜肌
semimembranosus

閉孔外肌
obturator externus*

半腱肌
semitendinosus

●打星號 * 者為深層肌肉

胸口側身下壓伸展 CHEST-TO-THIGH STRADDLE SPLIT

❶ 打開雙腿（同64頁步
驟），上半身坐挺，雙
腳向外伸直，從臀部處
開始儘可能向外延伸，
足踝要彎成90度，讓
腳趾朝上。

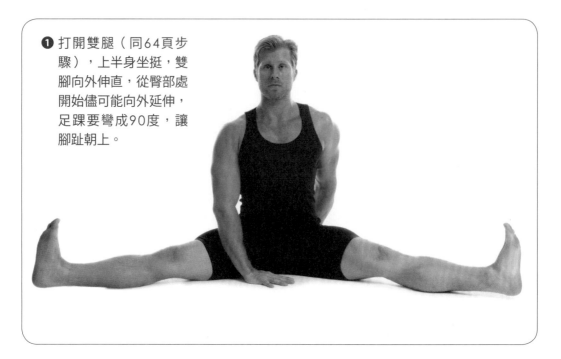

訓練部位

- 大腿內側
- 膕繩肌
- 臀部
- 肋骨
- 臀部內收肌群

重點提醒

- 兩腿保持外展的姿
  勢，指尖向上伸直。

注意

- 伸展時，背部不要
  傾斜。
- 臀骨不要抬離地板。
- 雙腿不要往內移動。

❷ 上半身轉到右側，往
大腿的方向下壓。

❸ 雙手放在地板，胸口
壓到大腿。

❹ 身體回正，換邊重覆
相同的步驟。

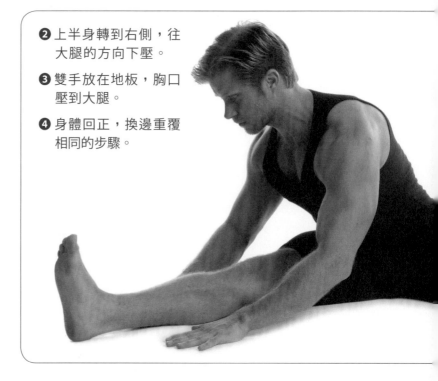

◉打星號 * 者為深層肌肉

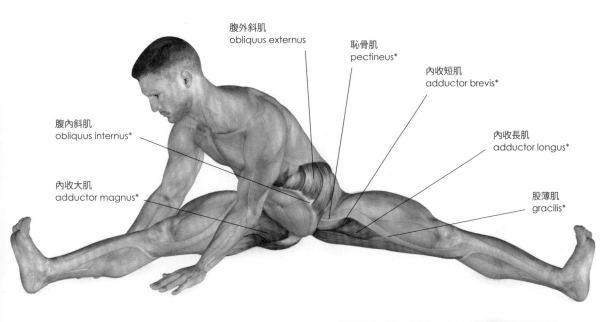

腹外斜肌
obliquus externus

恥骨肌
pectineus*

內收短肌
adductor brevis*

腹內斜肌
obliquus internus*

內收長肌
adductor longus*

內收大肌
adductor magnus*

股薄肌
gracilis*

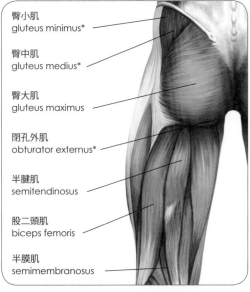

臀小肌
gluteus minimus*

臀中肌
gluteus medius*

臀大肌
gluteus maximus

閉孔外肌
obturator externus*

半腱肌
semitendinosus

股二頭肌
biceps femoris

半膜肌
semimembranosus

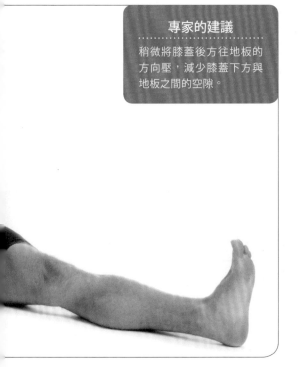

專家的建議

稍微將膝蓋後方往地板的
方向壓，減少膝蓋下方與
地板之間的空隙。

此動作適合鍛鍊下列肌肉

• 臀大肌	• 半膜肌	• 內收短肌
• 臀中肌	• 腹外斜肌	• 股薄肌
• 臀小肌	• 腹內斜肌	• 恥骨肌
• 股二頭肌	• 內收長肌	• 閉孔外肌
• 半腱肌	• 內收大肌	

胸口正面下壓伸展 CHEST-TO-FLOOR STRADDLE SPLIT

❶ 打開雙腿（同64頁步驟），上半身坐挺，雙腳向外伸直，從臀部處開始儘可能向外延伸，足踝要彎成90度，讓腳趾朝上。

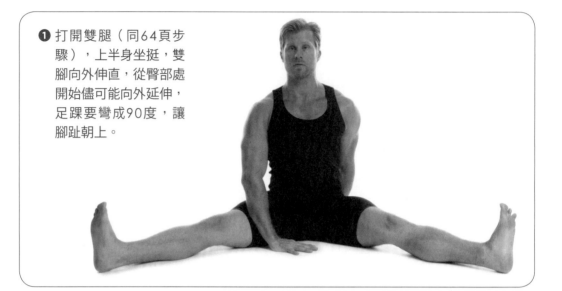

此動作適合鍛鍊下列肌肉

• 臀大肌	• 腹內斜肌
• 臀中肌	• 內收長肌
• 臀小肌	• 內收大肌
• 股二頭肌	• 內收短肌
• 半腱肌	• 豎脊肌
• 半膜肌	• 多裂肌
• 腹外斜肌	• 閉孔外肌

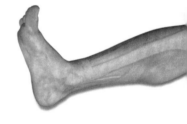

訓練部位
- 膕繩肌
- 下背部
- 臀部內收肌群
- 臀部

重點提醒
- 向下時，要抬起胸口，上半身拉長、放平。
- 保持大腿從髖關節向外展開的姿勢。

注意
- 動作放慢，不要過度伸展。

❷ 雙手放在身體正前方的地板，手掌「往前走」，身體逐漸向下。

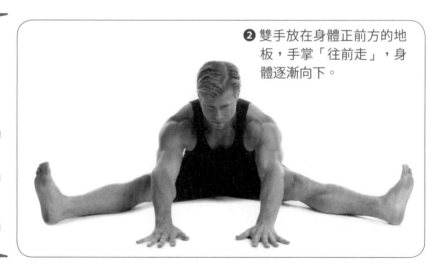

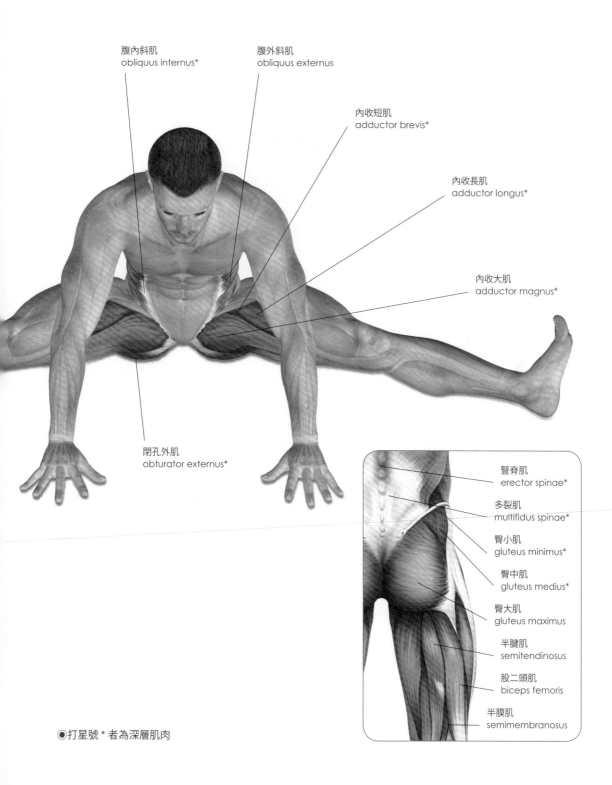

腹內斜肌
obliquus internus*

腹外斜肌
obliquus externus

內收短肌
adductor brevis*

內收長肌
adductor longus*

內收大肌
adductor magnus*

閉孔外肌
obturator externus*

豎脊肌
erector spinae*

多裂肌
multifidus spinae*

臀小肌
gluteus minimus*

臀中肌
gluteus medius*

臀大肌
gluteus maximus

半腱肌
semitendinosus

股二頭肌
biceps femoris

半膜肌
semimembranosus

●打星號 * 者為深層肌肉

彎腰伸展 TOE TOUCH

❶ 雙腳打開與肩同寬，大腿與腳掌呈一直線，膝蓋微彎。

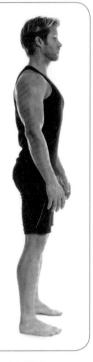

❷ 背部慢慢下彎，手臂自然垂下。

❸ 腰部往下壓，伸展時讓體重自然將頭部拉往地板的方向。

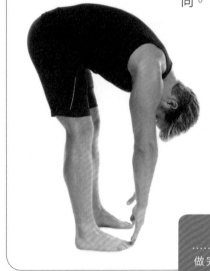

專家的建議

做完「彎腰伸展」後，接著做下一頁的「背部伸展」。

此動作適合鍛鍊下列肌肉

- 股二頭肌
- 半腱肌
- 半膜肌
- 菱形肌
- 豎脊肌
- 腓腸肌
- 比目魚肌

訓練部位
- 膕繩肌
- 上背部
- 下背部
- 小腿肌肉

重點提醒
- 放鬆頸部與下巴。
- 伸展時，保持自然、平穩的呼吸。

注意
- 兩邊的膝蓋不要有碰觸，大腿微開可以幫助臀肌伸展。

◉打星號 * 者為深層肌肉

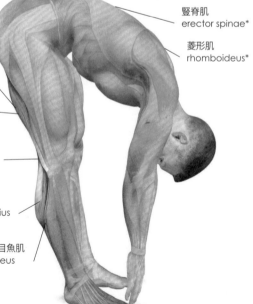

半腱肌
semitendinosus

股二頭肌
biceps femoris

半膜肌
semimembranosus

腓腸肌
gastrocnemius

比目魚肌
soleus

豎脊肌
erector spinae*

菱形肌
rhomboideus*

背部伸展 STANDING BACK ROLL

❶ 從上一頁的「彎腰伸展」慢慢
向上抬起上半身，直到你可以
感覺大腿與臀部上方的肌群。

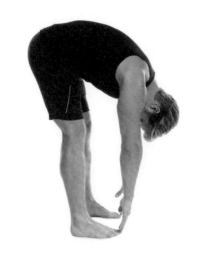

❷ 手臂在身前交插，掌心放在大腿上，
肩膀向前。

❸ 在伸展上背部，也就是兩邊肩胛骨
中間的部位時，可以感受到頭部的
重量。

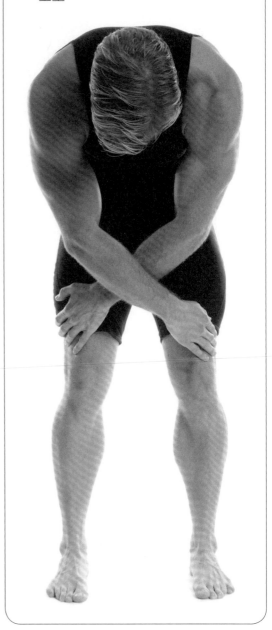

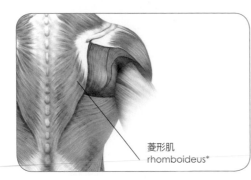

菱形肌
rhomboideus*

訓練部位
- 上背部
- 背部中段

重點提醒
- 膝蓋微彎。
- 骨盆稍微向前，讓
上半身「收縮」。

注意
- 膝蓋不要向內轉。

專家的建議
想像有人向上揉你
胃部的動作，讓身
體「收縮」。

**此動作適合
鍛鍊下列肌肉**
- 菱形肌

早安伸展 GOOD MORNING STRETCH

❶ 雙腳站立與肩同寬，膝蓋微彎。

❷ 骨盆向前縮0.5公分。

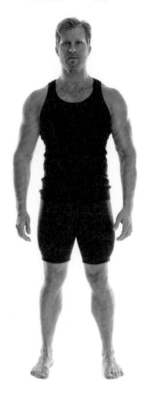

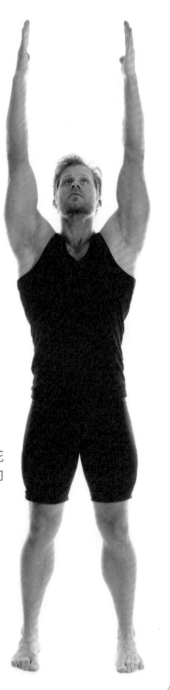

❸ 手臂平行、伸往天花
板；把力量集中在向
內的掌心，動作時
眼睛跟著往上看

訓練部位
- 背部
- 頸部
- 腹部
- 腹部斜肌
- 手掌
- 前臂
- 上臂

重點提醒
- 手肘微彎。
- 骨盆內縮。

注意
- 下背部與手肘都不
  要過度伸展。

專家的建議
起床後，很適合做這個
振奮精神的伸展動作。

此動作適合鍛鍊下列肌肉

- 斜方肌
- 肱二頭肌
- 肩胛提肌
- 斜角肌
- 夾肌
- 胸鎖乳突肌
- 橈側伸腕拇長肌
- 橈側伸腕拇短肌
- 尺側伸腕肌
- 橈側屈腕肌
- 尺側屈腕肌
- 菱形肌
- 腹直肌
- 肱肌
- 肱橈肌
- 腹橫肌
- 腹外斜肌
- 腹內斜肌
- 背闊肌
- 掌長肌

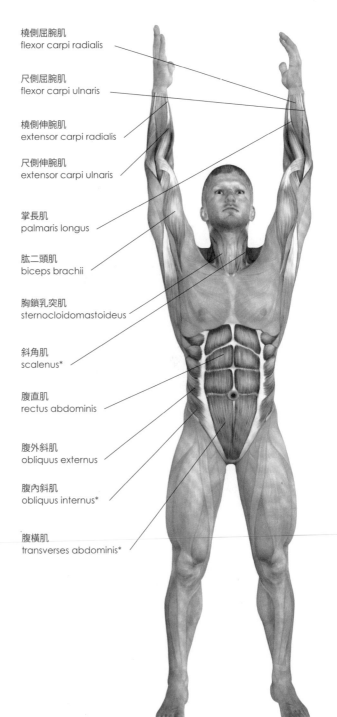

橈側屈腕肌
flexor carpi radialis

尺側屈腕肌
flexor carpi ulnaris

橈側伸腕肌
extensor carpi radialis

尺側伸腕肌
extensor carpi ulnaris

掌長肌
palmaris longus

肱二頭肌
biceps brachii

胸鎖乳突肌
sternocloidomastoideus

斜角肌
scalenus*

腹直肌
rectus abdominis

腹外斜肌
obliquus externus

腹內斜肌
obliquus internus*

腹橫肌
transverses abdominis*

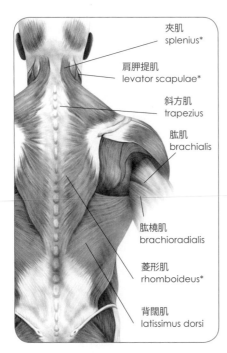

夾肌
splenius*

肩胛提肌
levator scapulae*

斜方肌
trapezius

肱肌
brachialis

肱橈肌
brachioradialis

菱形肌
rhomboideus*

背闊肌
latissimus dorsi

◉打星號 * 者為深層肌肉

頭皮與臉部伸展 SCALP AND FACIAL STRETCHES

頭皮伸展

❶ 手掌放在太陽穴，張開手指向後滑。

❷ 用大姆指捉住一把頭髮。

❸ 輕輕地把頭髮向外拉，直到頭皮覺得緊為止。

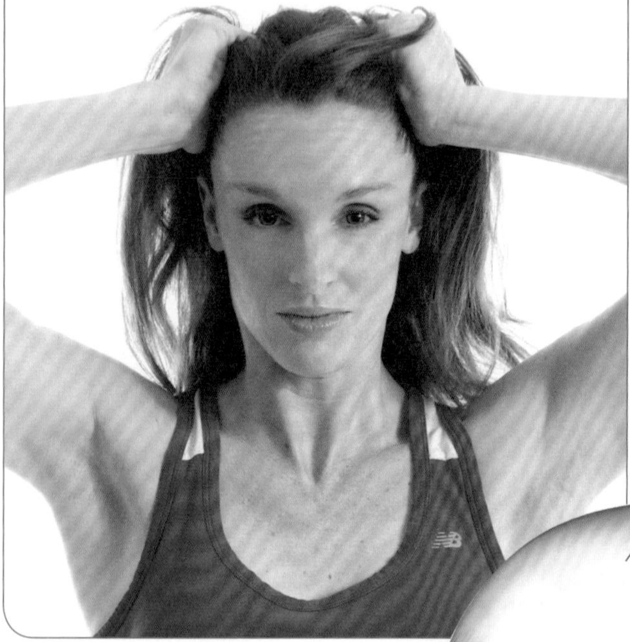

專家的建議

指尖輕輕拉頭髮可以增加伸展強度（頭髮多的人才好這樣做），但是不要太用力拉，頭皮有做到伸展即可。

此動作適合鍛鍊下列肌肉

- 額肌
- 枕肌
- 帽狀腱膜

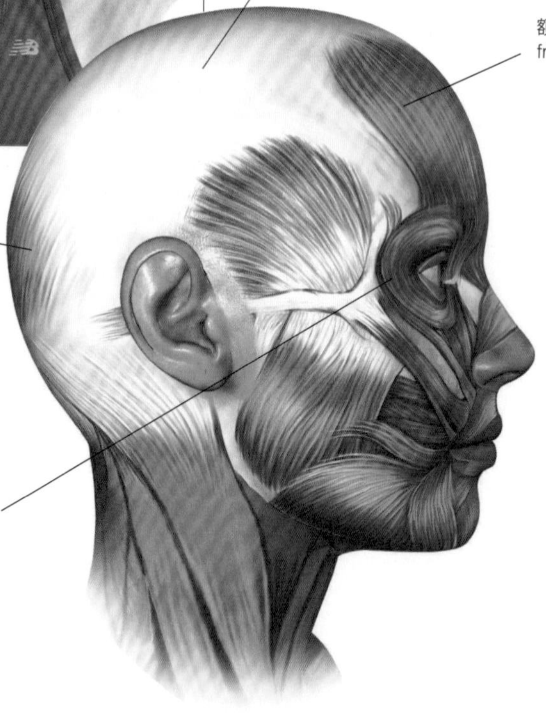

帽狀腱膜
galea aponeurotica

額肌
frontalis

枕肌
occipitalis

眼輪匝肌
orbicularis oculi

訓練部位
- 頭皮
- 臉部肌肉

重點提醒
- 伸展的過程中要保持頭部的平穩。

注意
- 肩頸不要用力。

◉打星號 * 者為深層肌肉，斜體為纖維組織

獅吼伸展

❶ 抬高兩邊眉毛，
把耳朵往上、向
後提。

❷ 張開嘴，舌頭放在
下排牙齒後，用力
將舌頭往外頂，以
舒適為原則。

❸ 擴張鼻翼5秒。

❹ 鬆開鼻翼，重覆三
次上面三步，每個
動作維持5秒。

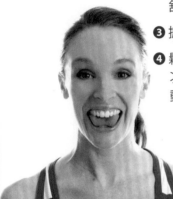

額肌
frontalis

皺眉肌
corrugator

咀嚼肌
masseter

翼外肌
pterygoideus

舌頭
lingua

口輪匝肌
orbicularis oris

此動作適合鍛鍊下列肌肉

- 口輪匝肌
- 顳肌
- 咀嚼肌
- 翼內肌
- 皺眉肌
- 舌頭
- 額肌

眼窩伸展

❶ 順時鐘轉向右上
方，看3秒。

❷ 轉向右下，維持
3秒。

❸ 轉向左下，維持
3秒。

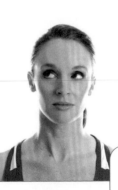

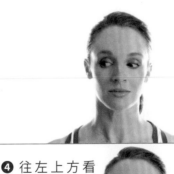

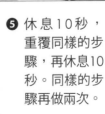

❹ 往左上方看
3秒。

❺ 休息10秒，
重覆同樣的步
驟，再休息10
秒。同樣的步
驟再做兩次。

此動作適合鍛鍊下列肌肉

- 口輪匝肌

頸部伸展 NECK STRETCHES

側邊伸展

❶ 雙腳打開與肩同寬,腳尖朝前,膝蓋微彎。

❷ 骨盆向前縮0.5公分,挺起胸口、身體打直,肩膀稍微向下、向後挺。

❸ 頭部慢慢地向右傾斜,感受頭部的重量向下方沈,維持5秒。

❹ 慢慢把頭抬回中間,休息5秒,換邊重覆相同的步驟。

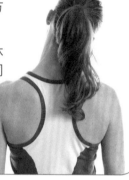

此動作適合鍛鍊下列肌肉

• 肩胛提肌

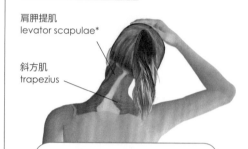

肩胛提肌
levator scapulae*

斜方肌
trapezius

進階版本

掌心放在頭部,指尖碰到耳朵,另一手向下伸展,彷彿要抓一樣拿不到的東西。舞者們稱作「在拿地上的鑰匙」。

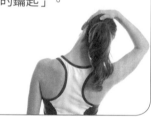

此動作適合鍛鍊下列肌肉

• 斜方肌

下傾伸展

❶ 保持站姿,向下看,鼻子轉向腋窩的方向。

❷ 維持5秒後頭回正,休息5秒,一樣的方向重覆再做一次。

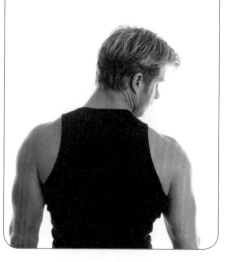

訓練部位
• 頸部

重點提醒
• 伸展時正常呼吸。

注意
• 肩膀不要用力或是抬起來。

進階版本

想要增加伸展的強度時,可以像上一個練習,將掌心放在頭部,指尖碰到耳朵,另一手向下「抓地上的鑰匙」。

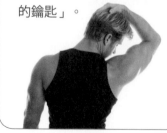

上仰伸展

❶ 保持站姿，頭部慢慢向左上方傾斜，眼睛隨著動作向上看。

❷ 維持此姿勢5秒。

❸ 頭回正，休息5秒，換邊重覆相同的動作。

此動作適合鍛鍊下列肌肉

- 胸鎖乳突肌

進階版本

一手放在頭，另一手向下「抓地上的鑰匙」，可以增加伸展的強度。

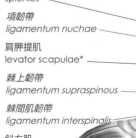

左右轉動伸展

❶ 下巴微抬，兩眼直視前方。

❷ 頭轉向右側，維持5秒。

❸ 頭部慢慢回正，休息5秒，換邊重覆相同步驟。

◉打星號 * 者為深層肌肉，斜體為韌帶

此動作適合鍛鍊下列部位

- 胸鎖乳突肌
- 夾肌
- 肩胛提肌
- 斜方肌
- 棘間肌韌帶
- 小面關節囊韌帶

後頸伸展

❶ 雙手在頭後方交握，將頭輕輕地向前壓，維持5秒。

❷ 頭部慢慢回正，休息5秒，重覆相同步驟。

此動作適合鍛鍊下列部位

- 胸鎖乳突肌
- 項韌帶
- 棘上韌帶
- 斜方肌

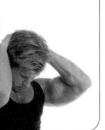

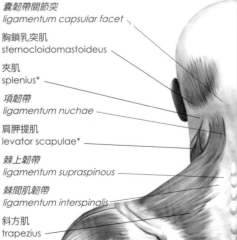

囊韌帶關節突
ligamentum capsular facet

胸鎖乳突肌
sternocloidomastoideus

夾肌
splenius*

項韌帶
ligamentum nuchae

肩胛提肌
levator scapulae*

棘上韌帶
ligamentum supraspinous

棘間肌韌帶
ligamentum interspinalis

斜方肌
trapezius

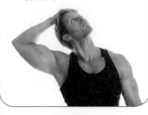

肱三頭肌伸展 TRICEPS STRETCH

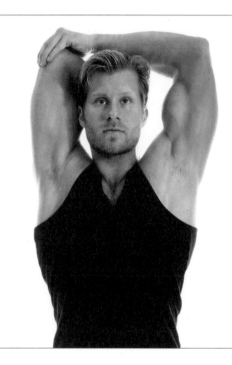

❶ 雙腳打開與肩同寬，膝蓋微彎，骨盆稍微前傾，抬起胸口，肩膀向下、向後。

❷ 右手放在頭後方，手肘下彎，儘可能放在頭部中間，右手掌放在肩胛骨之間。

❸ 左手抓右手肘，輕輕用力以增加伸展的強度，但是手肘要保持平穩。

❹ 放開手肘，換邊重覆相同步驟。

此動作適合鍛鍊下列肌肉

• 肱三頭肌

肱三頭肌
triceps brachii

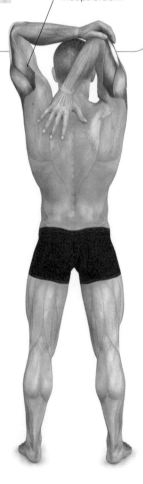

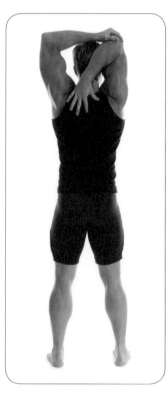

訓練部位
• 上手臂

重點提醒
• 肩膀向下、向後移動。
• 身體要站穩，骨盆前傾微縮。

注意
• 頭不要歪，脖子不前傾，不然脊椎會偏離正位。
• 不要閉氣。

肱二頭肌伸展 BICEPS STRETCH

❶ 雙腳打開與肩同寬，膝蓋微彎，骨盆稍微前傾，抬起胸口，肩膀向下、向後。

❷ 雙手在背後交握，掌心合在一起，手臂打直，手腕向內轉動，手掌靠在臀肌上。

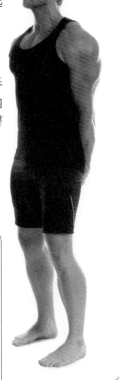

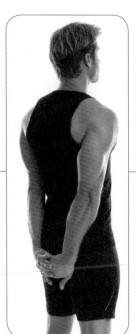

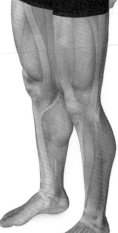

此動作適合鍛鍊下列肌肉
• 肱二頭肌
• 前三角肌
• 胸大肌
• 胸小肌

胸大肌
pectoralis major

前三角肌
deltoideus anterior

胸小肌
pectoralis minor*

肱二頭肌
biceps brachii

訓練部位
　• 上手臂
　• 肩膀
　• 胸部

重點提醒
　• 肩膀向下、向後移動。

注意
　• 胸膛不要向前傾。

◉打星號 * 者為深層肌肉

輔助牆胸口伸展 WALL-ASSISTED CHEST STRETCH

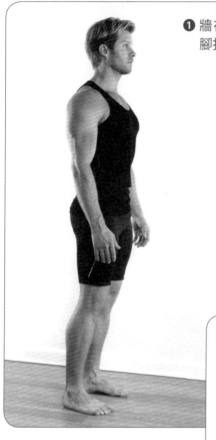

❶ 牆在左手邊，雙腳打開站穩。

此動作適合
鍛鍊下列肌肉

- 胸小肌
- 前三角肌
- 胸大肌

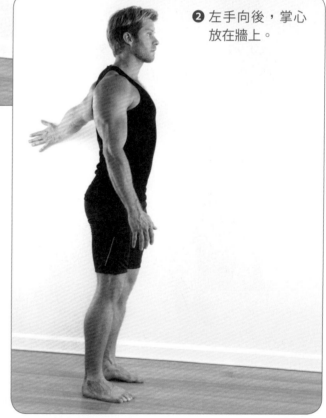

❷ 左手向後，掌心放在牆上。

訓練部位
- 胸部
- 肩膀

重點提醒
- 肩膀向下、向後移動。
- 掌心放在牆上時，手肘要比肩膀低，手腕比手肘低一些，斜向身體後方，這樣可以保護肩膀的旋轉肌群。

注意
- 向前跨步時，胸口與上半身要朝向正前方，不要朝牆的方向轉。

●打星號 * 者為深層肌肉

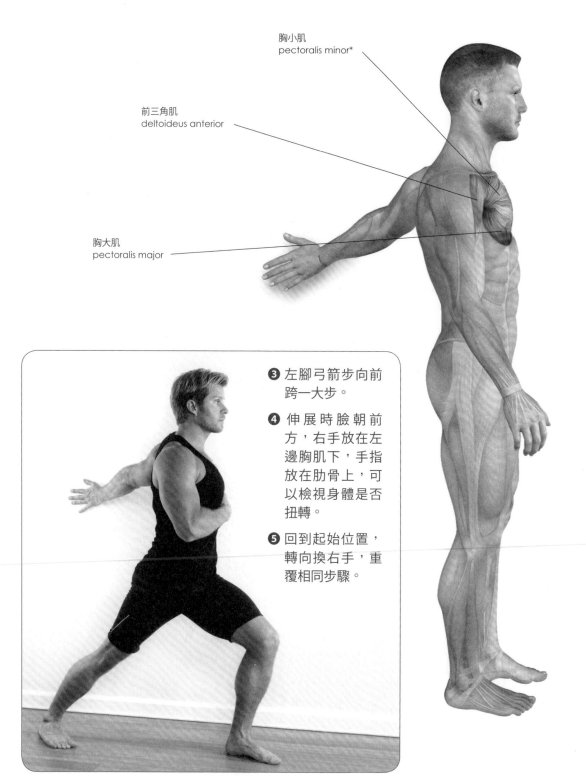

胸小肌
pectoralis minor*

前三角肌
deltoideus anterior

胸大肌
pectoralis major

❸ 左腳弓箭步向前
   跨一大步。

❹ 伸展時臉朝前
   方，右手放在左
   邊胸肌下，手指
   放在肋骨上，可
   以檢視身體是否
   扭轉。

❺ 回到起始位置，
   轉向換右手，重
   覆相同步驟。

前臂伸展 FOREARM STRETCHES

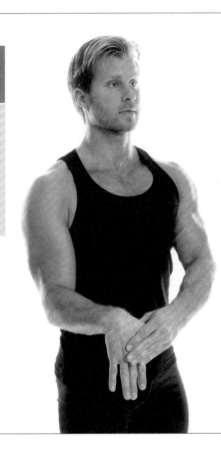

此動作適合
鍛鍊下列肌肉

- 橈側伸腕肌
- 尺側伸腕肌
- 伸小指肌
- 伸指肌
- 伸食指肌
- 伸拇肌

手腕彎曲

❶ 手臂放在身體兩側，站或坐均可。

❷ 右手肘彎曲成90度，掌心向下。

❸ 右手腕向下彎，左手姆指放在右手大姆指內。

❹ 左手手指放在右手背，左手大拇指放在右掌心的大拇指肌肉處。

❺ 左手手指輕輕地壓右手背，讓右手腕彎成60到90度，左大拇指也同時下壓，可以增加伸展的強度。

❻ 放開手腕，換邊重覆相同步驟。

訓練部位

- 手腕
- 手
- 前臂

重點提醒

- 彎曲動作可以伸展到伸肌，伸展動作可以作動屈肌。
- 大姆指要壓在手掌凸起來的地方，可以強化前臂與手腕的伸展。

注意

- 肩膀不要用力或是上抬。

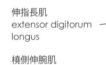

伸指長肌
extensor digitorum longus

橈側伸腕肌
extensor carpi radialis

尺側伸腕肌
extensor carpi ulnarisc

伸小指肌
extensor digiti minimi

伸拇肌
extensor pollicis

伸食指肌
extensor indicis

專家的建議

講完很久的電話、手做了很多事或是得抱重物，像是小孩，可以做這個伸展來釋放手部與上手臂的壓力。

此動作適合
鍛鍊下列肌肉

- 橈側屈腕肌
- 尺側屈腕肌
- 屈小指肌
- 屈指肌
- 掌長肌
- 屈拇肌

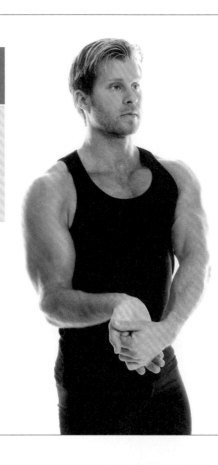

手腕伸展

❶ 手臂放在身體兩側，站或坐均可。

❷ 右手肘彎曲成90度，掌心朝向天花板。

❸ 右手腕向下彎，讓掌心朝前。

❹ 左手手指放在右掌心，左手拇指放在大拇指凸起的肉上。

❺ 左手拇指與手掌輕壓右手拇指與掌心。同時用左手手指壓右手手背，這樣可以讓右手打平，增加伸展的強度。

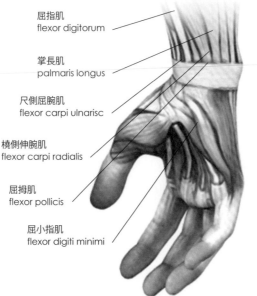

屈指肌
flexor digitorum

掌長肌
palmaris longus

尺側屈腕肌
flexor carpi ulnarisc

橈側伸腕肌
flexor carpi radialis

屈拇肌
flexor pollicis

屈小指肌
flexor digiti minimi

專家的建議

想像用兩邊的腋窩夾住鉛筆上頭的橡皮擦，這個技巧可以讓肩膀位於正確的位置，只要是手肘靠在肋骨旁的伸展動作或是阻力訓練都可以這樣做。

小腿肌伸展 CALF STRETCHES

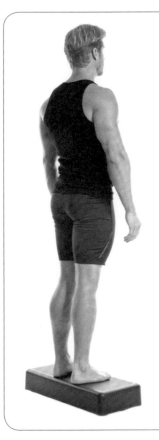

腳後跟下壓

❶ 站在階梯上，雙腳打開與肩同寬，膝蓋微彎，骨盆稍微往前傾，抬起胸膛肩膀向下、向後挪動。

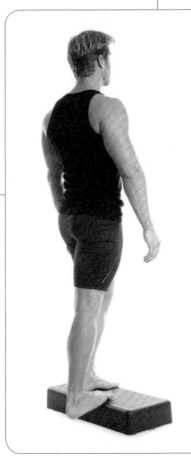

❷ 左腳在前、右腳在後，讓右腳掌心放在階梯的邊緣。

❸ 右後跟下壓，利用放在上面的重力來增加或是減少伸展小腿肌肉的強度。

❹ 放鬆，換腳重覆相同的步驟。

訓練部位

- 小腿肌
- 阿基里斯腱

重點提醒

- 需要的話可以利用牆或是其他固定物來平衡身體。
- 來回轉大拇趾到小指，可以伸展到每束肌肉，在轉的時候，要把身體重力輪流放在每個腳指上。

注意

- 不要為了增加伸展強度而有彈跳的動作，小心地放慢每個動作。

專家的建議

在做心肺有氧運動時，可以做幾次小腿肌伸展，可以舒緩因為運動而造成小腿肌肉緊繃的問題。

腳趾向上小腿肌伸展

❶ 站在階梯上，雙腳打開與肩同寬，膝蓋微彎，骨盆稍微往前傾，抬起胸膛，肩膀向下、向後挪動。

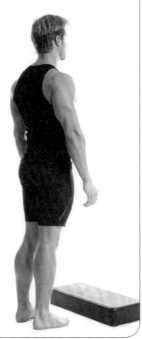

專家的建議

不要著重向下的力量，這樣前腳沒有足夠的壓力，後腳又會承受太大的力量，要慢慢減輕伸展的強度。

❷ 右腳掌心放在階梯邊緣或是靠牆。

❸ 膝蓋打直，髖關節向前。

❹ 鬆開右腳，換邊重覆相同的步驟。

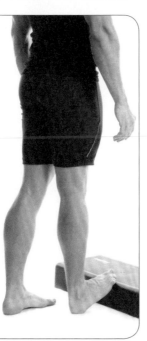

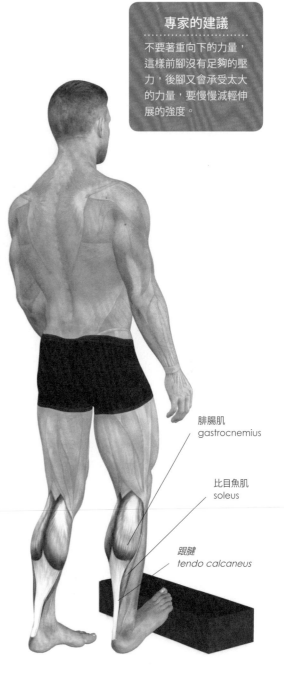

腓腸肌
gastrocnemius

比目魚肌
soleus

跟腱
tendo calcaneus

●斜體為肌腱

股四頭肌站立伸展 STANDING QUADRICEPS STRETCH

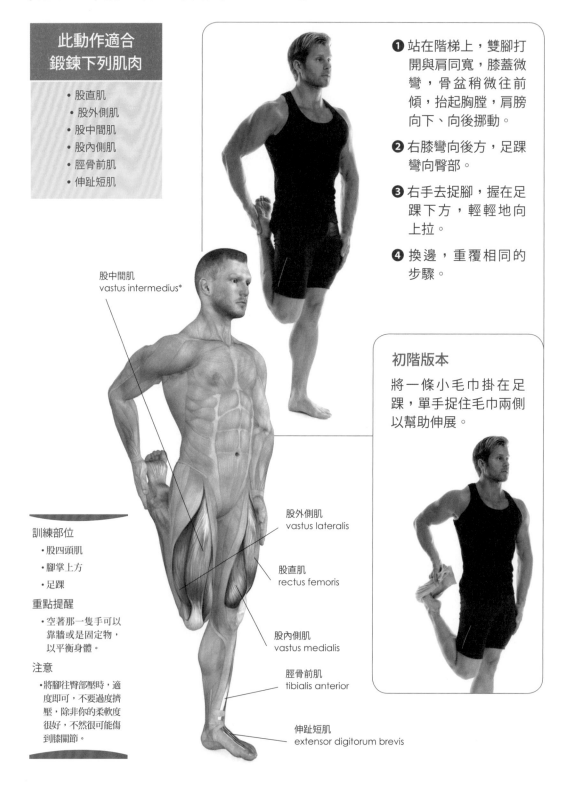

此動作適合鍛鍊下列肌肉

- 股直肌
- 股外側肌
- 股中間肌
- 股內側肌
- 脛骨前肌
- 伸趾短肌

❶ 站在階梯上，雙腳打開與肩同寬，膝蓋微彎，骨盆稍微往前傾，抬起胸膛，肩膀向下、向後挪動。

❷ 右膝彎向後方，足踝彎向臀部。

❸ 右手去捉腳，握在足踝下方，輕輕地向上拉。

❹ 換邊，重覆相同的步驟。

初階版本

將一條小毛巾掛在足踝，單手捉住毛巾兩側以幫助伸展。

股中間肌
vastus intermedius*

股外側肌
vastus lateralis

股直肌
rectus femoris

股內側肌
vastus medialis

脛骨前肌
tibialis anterior

伸趾短肌
extensor digitorum brevis

訓練部位
- 股四頭肌
- 腳掌上方
- 足踝

重點提醒
- 空著那一隻手可以靠牆或是固定物，以平衡身體。

注意
- 將腳往臀部壓時，適度即可，不要過度擠壓，除非你的柔軟度很好，不然很可能傷到膝關節。

單腳跪姿伸展 KNEELING SPRINTER STRETCH

❶ 左膝跪在地上，腳背打直，右腿彎曲，腳掌平放在地板，於左膝旁邊。

❷ 雙手打開與肩同寬，掌心平放在地板，位於身體前方。

❸ 身體前傾時，臀部往後坐在左腳後跟。

❹ 換邊，重覆相同的步驟。

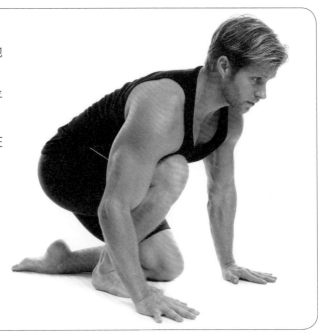

此動作適合鍛鍊下列部位

- 比目魚肌
- 趾短伸肌
- 跟腱

訓練部位
- 小腿肌肉
- 阿基里斯腱

重點提醒
- 前腳腳掌與後腳足弓要放在地板。
- 胸口向前超過抬起的腳，以增加伸展強度。

注意
- 腳不要轉向內側。

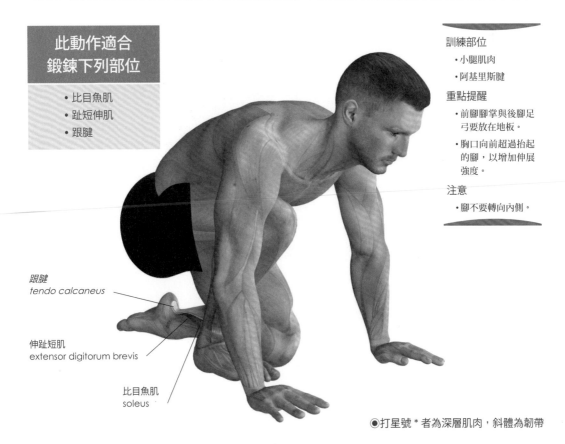

跟腱
tendo calcaneus

伸趾短肌
extensor digitorum brevis

比目魚肌
soleus

●打星號 * 者為深層肌肉，斜體為韌帶

相撲式伸展 SUMO SQUAT

❶ 兩 腳 打 開 比 肩寬，腳尖向外，膝蓋微彎，骨盆稍微往前傾，抬起胸膛，肩膀向下、向後挪動。

❷ 雙手放在大腿上。

❸ 半蹲，直到大腿與地板平行，身體重心放在腳後跟。

❹ 蹲下之後踮起腳跟後，收縮臀部與大腿內側的肌肉以回到站姿。

訓練部位

• 鼠蹊部的肌群
• 臀部的內收肌群

重點提醒

• 半蹲時要用坐在椅子的方式，這樣可以保護膝蓋不拉傷。
• 整個伸展過程都要縮骨盆，抬起胸口。
• 雙手稍微撐開大腿，可以打開髖關節，讓姿勢更完美。

注意

• 膝蓋不可前傾，要在腳跟的正上方。
• 不聳肩。

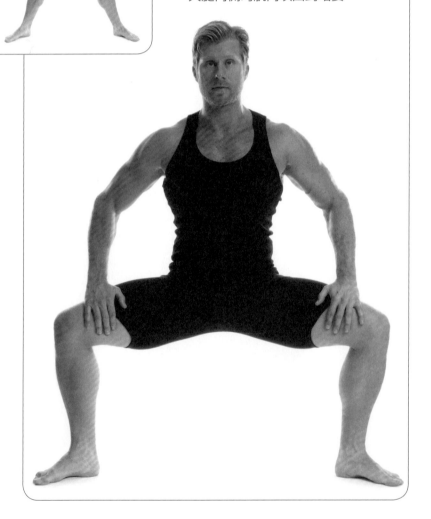

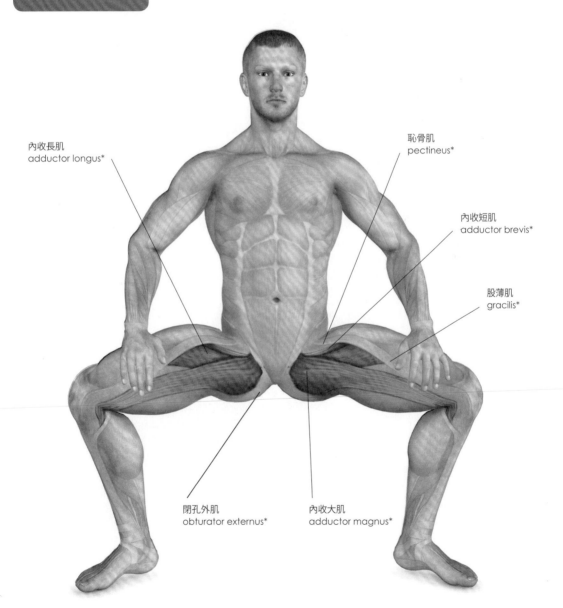

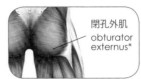

閉孔外肌
obturator externus*

此動作適合鍛鍊下列肌肉

- 內收長肌
- 股薄肌
- 內收大肌
- 恥骨肌
- 內收短肌
- 閉孔外肌

內收長肌
adductor longus*

恥骨肌
pectineus*

內收短肌
adductor brevis*

股薄肌
gracilis*

閉孔外肌
obturator externus*

內收大肌
adductor magnus*

◉打星號 * 者為深層肌肉

相撲式側身伸展 SIDE-LEANING SUMO SQUAT

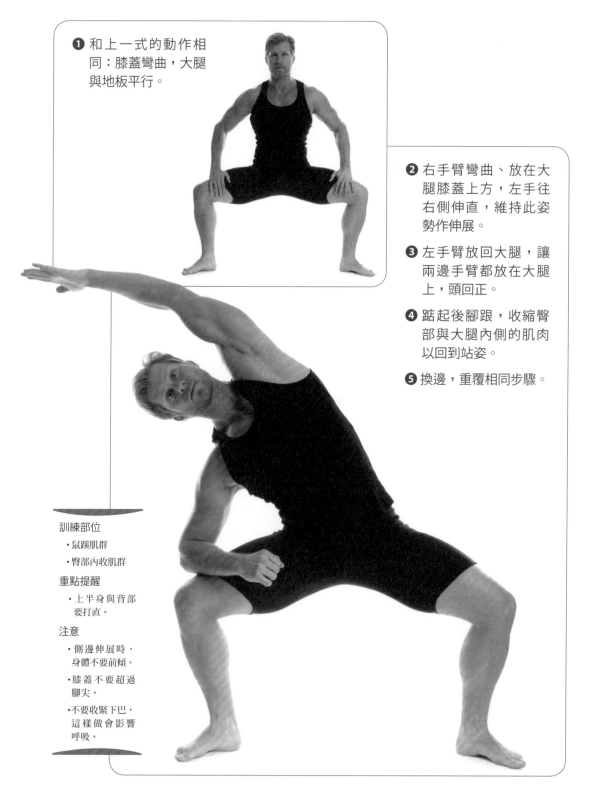

❶ 和上一式的動作相同：膝蓋彎曲，大腿與地板平行。

❷ 右手臂彎曲、放在大腿膝蓋上方，左手往右側伸直，維持此姿勢作伸展。

❸ 左手臂放回大腿，讓兩邊手臂都放在大腿上，頭回正。

❹ 踮起後腳跟，收縮臀部與大腿內側的肌肉以回到站姿。

❺ 換邊，重覆相同步驟。

訓練部位
- 鼠蹊肌群
- 臀部內收肌群

重點提醒
- 上半身與背部要打直。

注意
- 側邊伸展時，身體不要前傾。
- 膝蓋不要超過腳尖。
- 不要收緊下巴，這樣做會影響呼吸。

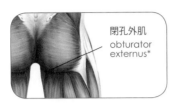

閉孔外肌
obturator
externus*

**此動作適合
鍛鍊下列肌肉**

- 內收長肌
- 內收大肌
- 內收短肌
- 股薄肌
- 恥骨肌
- 閉孔外肌

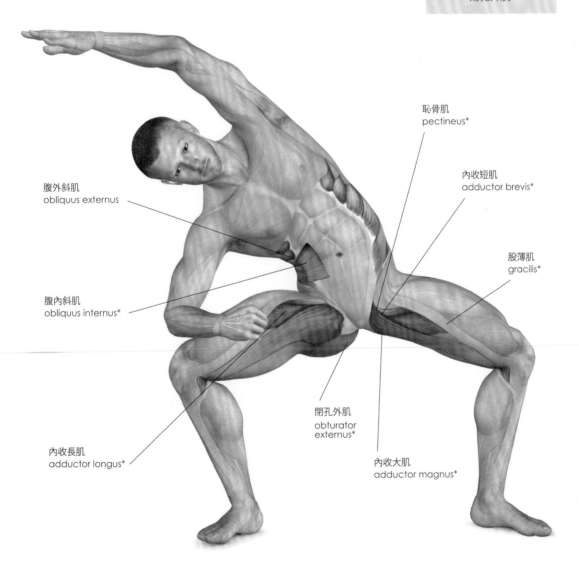

恥骨肌
pectineus*

內收短肌
adductor brevis*

股薄肌
gracilis*

腹外斜肌
obliquus externus

腹內斜肌
obliquus internus*

閉孔外肌
obturator
externus*

內收大肌
adductor magnus*

內收長肌
adductor longus*

●打星號 * 者為深層肌肉

側弓箭步伸展 SIDE-LUNGE STRETCH

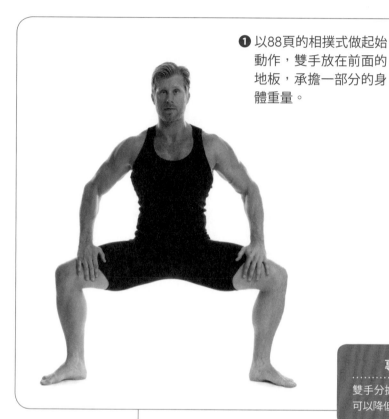

❶ 以88頁的相撲式做起始
動作,雙手放在前面的
地板,承擔一部分的身
體重量。

專家的建議

雙手分擔一些身體的重量,
可以降低伸展的強度。

❷ 身體儘可能蹲低、慢
慢往右邊移動,右膝
蓋彎曲,左腿打直。

❸ 身體回到中心,換邊
重覆相同步驟。

訓練部位
· 髖部內收肌群
· 髖部曲肌
· 膕繩肌
· 大腿內側
· 臀部

重點提醒
· 臀部往下移動,
  可以增加伸展的
  強度。
· 大腿從髖關節的地
  方向外伸展,腳背
  彎曲。

注意
· 不要過度向側邊
  伸展。

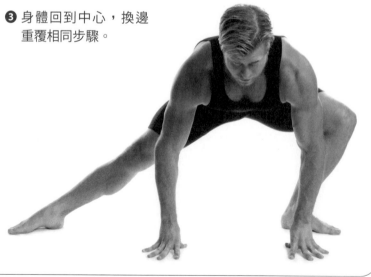

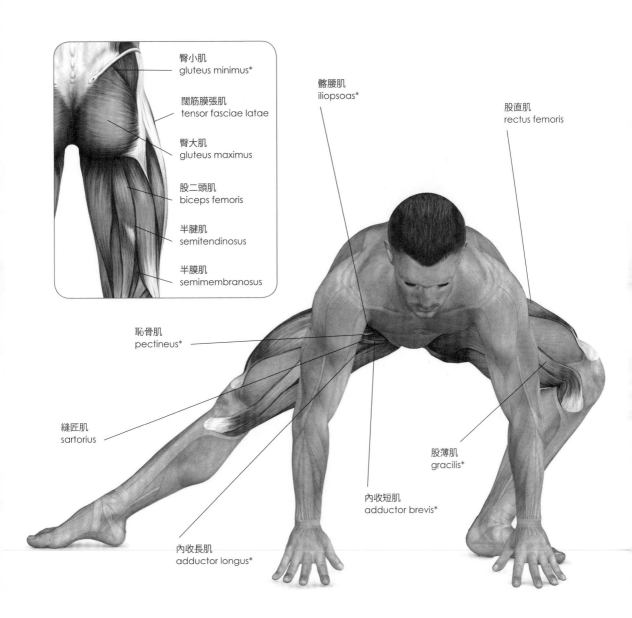

臀小肌
gluteus minimus*

闊筋膜張肌
tensor fasciae latae

臀大肌
gluteus maximus

股二頭肌
biceps femoris

半腱肌
semitendinosus

半膜肌
semimembranosus

髂腰肌
iliopsoas*

股直肌
rectus femoris

恥骨肌
pectineus*

縫匠肌
sartorius

內收長肌
adductor longus*

內收短肌
adductor brevis*

股薄肌
gracilis*

此動作適合鍛鍊下列肌肉

- 臀小肌
- 闊筋膜張肌
- 臀大肌
- 髂腰肌
- 股直肌
- 縫匠肌
- 恥骨肌
- 內收長肌
- 內收短肌
- 股薄肌
- 股二頭肌
- 半腱肌
- 半膜肌

◉打星號 * 者為深層肌肉

前弓伸展 FORWARD LUNGE

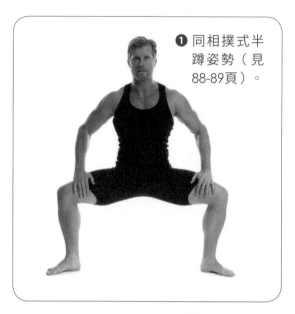

❶ 同相撲式半蹲姿勢（見 88-89頁）。

此動作適合鍛鍊下列肌肉	
・股直肌	・內收大肌
・股外側肌	・內收短肌
・股中間肌	・股薄肌
・股內側肌	・恥骨肌
・股二頭肌	・閉孔外肌
・半腱肌	・髂腰肌
・半膜肌	・臀小肌
・臀大肌	・闊筋膜張肌
・內收長肌	

❷ 上半身往前，雙手放在地板，將部分重量轉到手臂。

❸ 以右腳為支點，雙手慢慢往右邊「走」。

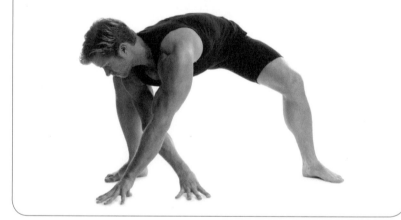

訓練部位
- 股四頭肌
- 臀部
- 大腿內側
- 膕繩肌
- 腳掌前方

重點提醒
- 後腿與臀部在同一直線上。
- 膝蓋要在足踝正上方。

注意
- 向後伸直的腿不可放在地板上。
- 不聳肩。

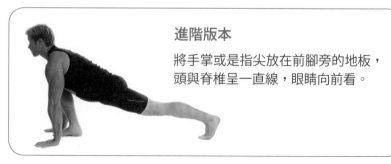

進階版本

將手掌或是指尖放在前腳旁的地板，頭與脊椎呈一直線，眼睛向前看。

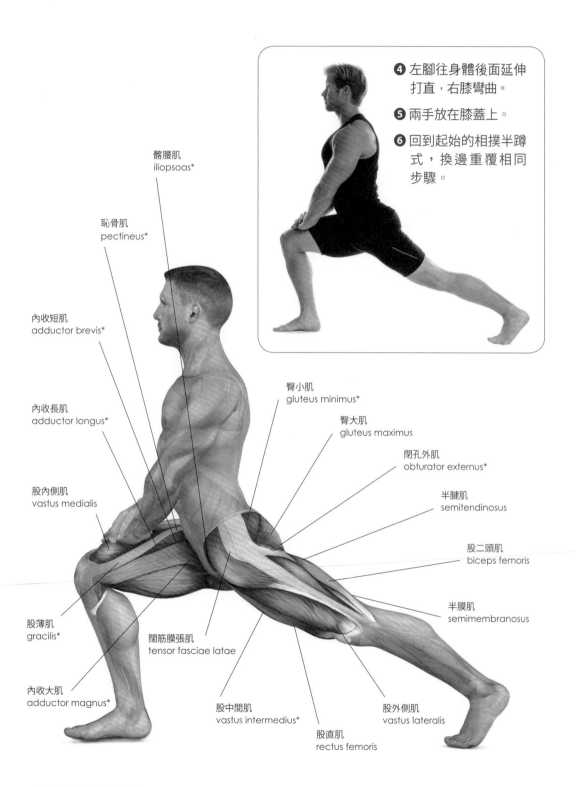

❹ 左腳往身體後面延伸
打直，右膝彎曲。

❺ 兩手放在膝蓋上。

❻ 回到起始的相撲半蹲
式，換邊重覆相同
步驟。

髂腰肌
iliopsoas*

恥骨肌
pectineus*

內收短肌
adductor brevis*

內收長肌
adductor longus*

股內側肌
vastus medialis

股薄肌
gracilis*

內收大肌
adductor magnus*

閣筋膜張肌
tensor fasciae latae

股中間肌
vastus intermedius*

股直肌
rectus femoris

臀小肌
gluteus minimus*

臀大肌
gluteus maximus

閉孔外肌
obturator externus*

半腱肌
semitendinosus

股二頭肌
biceps femoris

半膜肌
semimembranosus

股外側肌
vastus lateralis

◉打星號 * 者為深層肌肉

前弓轉身伸展 FORWARD LUNGE WITH TWIST

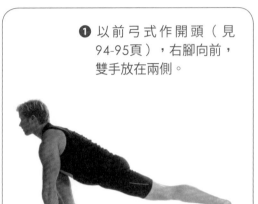

❶ 以前弓式作開頭（見
94-95頁），右腳向前，
雙手放在兩側。

此動作適合鍛鍊下列肌肉

• 腹外斜肌	• 半腱肌	• 股薄肌
• 腹內斜肌	• 半膜肌	• 恥骨肌
• 股直肌	• 臀小肌	• 閉孔外肌
• 股外側肌	• 臀大肌	• 髂腰肌
• 股中間肌	• 內收長肌	• 闊筋膜張肌
• 股內側肌	• 內收大肌	
• 股二頭肌	• 內收短肌	

訓練部位
- 股四頭肌
- 臀部
- 髖部內收肌群
- 膕繩肌
- 腹斜肌
- 肋骨
- 胸部
- 肩膀

重點提醒
- 注意力集中在往
  上延伸的手臂與
  手掌，指尖向上
  張開。
- 稍微抬起胸膛。
- 腿和腳平行。

注意
- 不要閉氣。
- 不要拱背。

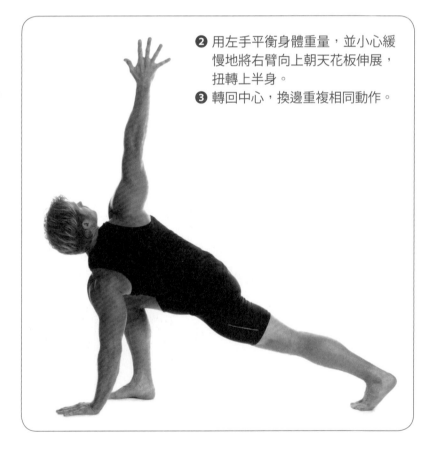

❷ 用左手平衡身體重量，並小心緩
慢地將右臂向上朝天花板伸展，
扭轉上半身。
❸ 轉回中心，換邊重複相同動作。

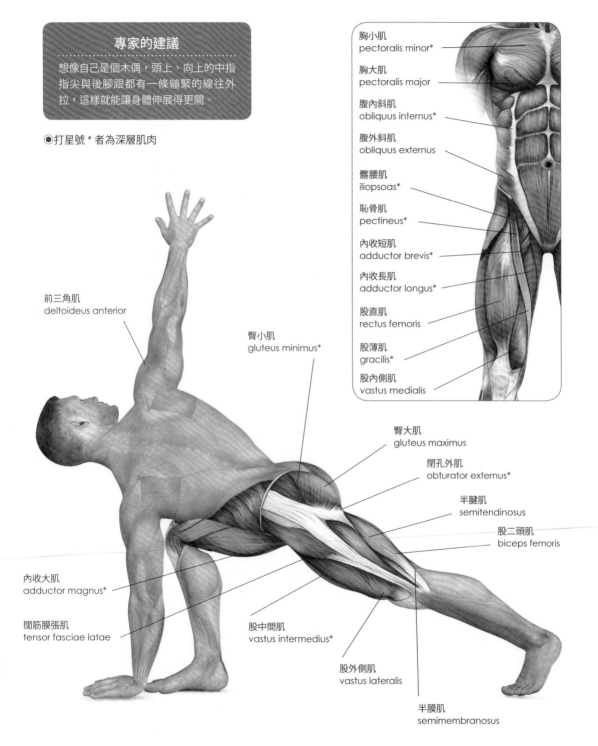

專家的建議

想像自己是個木偶，頭上、向上的中指指尖與後腳跟都有一條繃緊的線往外拉，這樣就能讓身體伸展得更開。

◉打星號 * 者為深層肌肉

胸小肌
pectoralis minor*

胸大肌
pectoralis major

腹內斜肌
obliquus internus*

腹外斜肌
obliquus externus

髂腰肌
iliopsoas*

恥骨肌
pectineus*

內收短肌
adductor brevis*

內收長肌
adductor longus*

股直肌
rectus femoris

股薄肌
gracilis*

股內側肌
vastus medialis

前三角肌
deltoideus anterior

臀小肌
gluteus minimus*

臀大肌
gluteus maximus

閉孔外肌
obturator externus*

半腱肌
semitendinosus

股二頭肌
biceps femoris

內收大肌
adductor magnus*

闊筋膜張肌
tensor fasciae latae

股中間肌
vastus intermedius*

股外側肌
vastus lateralis

半膜肌
semimembranosus

上身前彎伸展 STRAIGHT-LEG LUNGE

❶ 雙腳打開與肩同寬，膝蓋微彎，骨盆稍微向前傾，挺起胸口，肩膀向下、向後挪動。

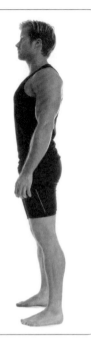

> **專家的建議**
>
> 挺直胸膛，雙眼注視前腳，這可以拉長上半身，增加下背部與膕繩肌的伸展強度。

❷ 右腳向前跨一步。

❸ 兩腿打直，上半身儘量向前傾，前傾的身體重量可以增加伸展的強度。

❹ 回到站姿，換邊重覆相同的步驟。

訓練部位

- 膕繩肌
- 下背
- 小腿肌

重點提醒

- 前腳掌上抬離地，但是腳後跟保持貼地，可以增加伸展的強度。
- 伸展的過程中，後腳掌都要貼地。

注意

- 上半身不要繃緊，放鬆身體，保持正常呼吸。

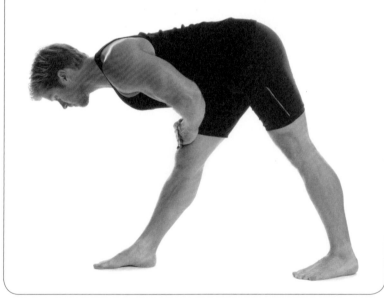

此動作適合
鍛鍊下列肌肉

- 股二頭肌
- 半腱肌
- 半膜肌
- 豎脊肌
- 腓腸肌
- 比目魚肌

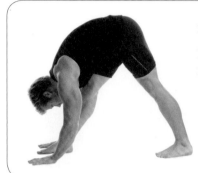

進階版本
雙手平放在前腳兩側的地板。

◉打星號 * 者為深層肌肉

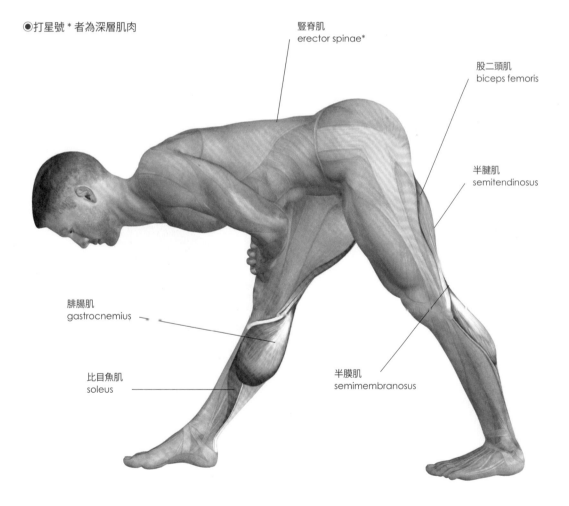

豎脊肌
erector spinae*

股二頭肌
biceps femoris

半腱肌
semitendinosus

腓腸肌
gastrocnemius

比目魚肌
soleus

半膜肌
semimembranosus

下犬式 DOWNWARD-FACING DOG

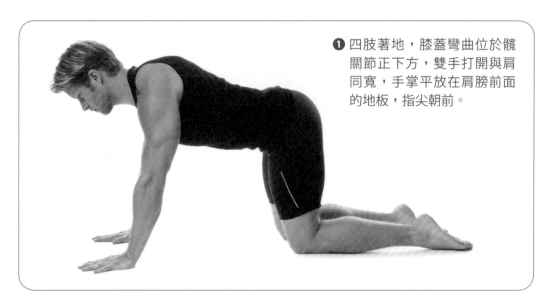

❶ 四肢著地，膝蓋彎曲位於髖關節正下方，雙手打開與肩同寬，手掌平放在肩膀前面的地板，指尖朝前。

❷ 掌心下壓，手肘打直，膝蓋離地，尾骨往天花板的方向抬起，膝蓋離地。拉長髖關節，以伸展脊椎。

❸ 腳後跟往地板的方向壓，收縮大腿肌肉把身體彎成V字型時，打開胸口與肩膀，頭放在手臂中間。

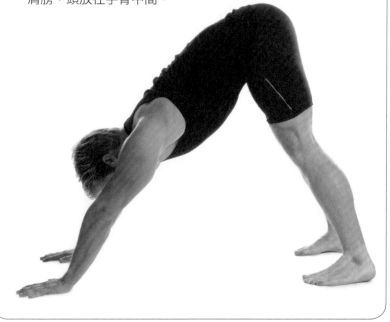

訓練部位
- 膕繩肌
- 小腿肌肉
- 背部
- 上手臂
- 胸
- 阿基里斯鍵
- 臀部

重點提醒
- 手臂要用力下壓地板，手腕關節才不會受傷。
- 頭與脊椎呈一直線。
- 背部打平，挺起胸腔。

注意
- 不要閉氣，下巴放鬆，正常呼吸。

此動作適合鍛鍊下列肌肉

- 胸大肌
- 胸小肌
- 前鋸肌
- 肱三頭肌
- 前三角肌
- 肋間內肌
- 肋間外肌
- 股二頭肌
- 半腱肌
- 半膜肌
- 豎脊肌
- 腓腸肌
- 比目魚肌
- 臀大肌

專家的建議

下犬式是瑜伽最基本的招式，可以幫助人們舒緩大腦、釋放壓力與輕微的憂鬱情緒。

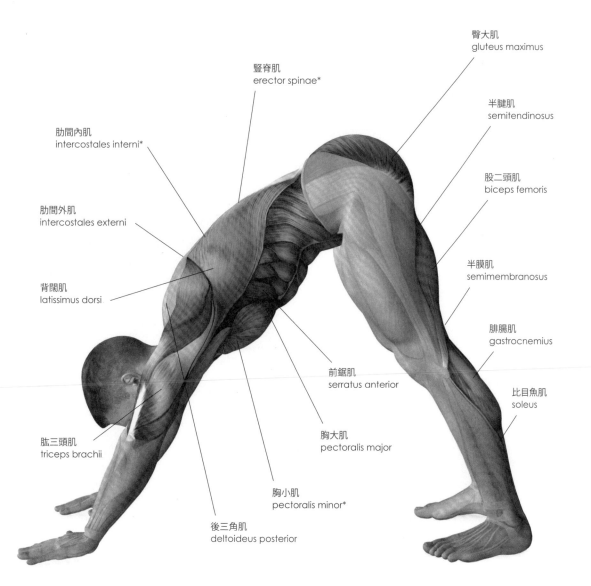

豎脊肌
erector spinae*

臀大肌
gluteus maximus

半腱肌
semitendinosus

肋間內肌
intercostales interni*

股二頭肌
biceps femoris

肋間外肌
intercostales externi

半膜肌
semimembranosus

背闊肌
latissimus dorsi

腓腸肌
gastrocnemius

前鋸肌
serratus anterior

比目魚肌
soleus

肱三頭肌
triceps brachii

胸大肌
pectoralis major

胸小肌
pectoralis minor*

後三角肌
deltoideus posterior

◉打星號 * 者為深層肌肉

張腿前彎伸展 WIDE-LEGGED FORWARD BEND

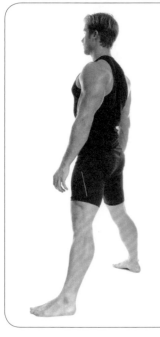

❶ 兩腳張開比肩膀寬，腳趾向前，膝蓋微彎，骨盆輕微前傾，抬起胸口，肩膀向下、向後挪動。

此動作適合鍛鍊下列肌肉

• 臀大肌	• 股二頭肌
• 臀中肌	• 半腱肌
• 臀小肌	• 半膜肌
• 腹直肌	• 豎脊肌
• 腹橫肌	• 腓腸肌
• 腹外斜肌	• 比目魚肌
• 腹內斜肌	

訓練部位
• 膕繩肌
• 下背
• 臀部
• 小腿肌

重點提醒
• 胸膛保持挺直。
• 前彎時吐氣。

注意
• 不要繃緊脖子與肩膀。

❷ 從髖關節處向前彎，背部要打平。

❸ 指尖或是手掌放在地上。

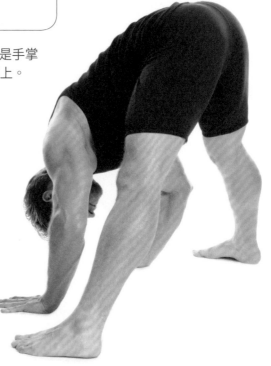

初階版本

雙腳打開，或是在身前放一個瑜伽磚來支撐身體。

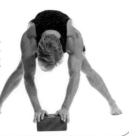

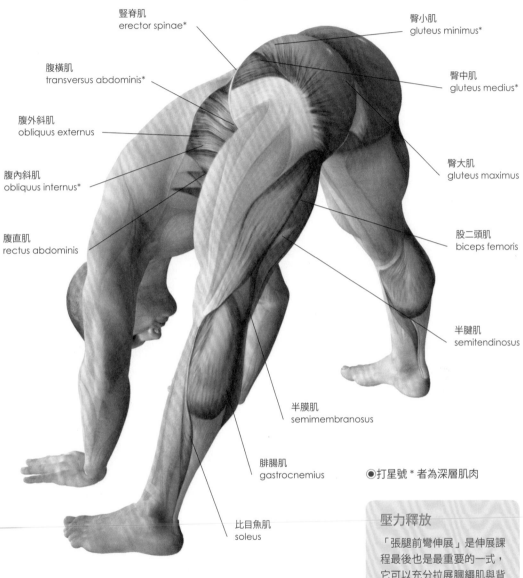

豎脊肌
erector spinae*

臀小肌
gluteus minimus*

腹橫肌
transversus abdominis*

臀中肌
gluteus medius*

腹外斜肌
obliquus externus

臀大肌
gluteus maximus

腹內斜肌
obliquus internus*

腹直肌
rectus abdominis

股二頭肌
biceps femoris

半腱肌
semitendinosus

半膜肌
semimembranosus

腓腸肌
gastrocnemius

◉打星號 * 者為深層肌肉

比目魚肌
soleus

進階版本

雙手「往前走」，
然後彎曲手肘，讓
前手臂放在地板，
可用手來幫助身體
作平衡。

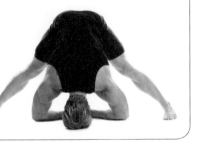

壓力釋放

「張腿前彎伸展」是伸展課
程最後也是最重要的一式，
它可以充分拉展膕繩肌與背
部肌肉，還能讓動作更加
順暢。

舞者在舞台兩側等待上台
時或是面試之前，會做這個
伸展動作來釋放緊張的情
緒。大家在覺得壓力大、想
要緩和心情或只是想要伸展
一下身體隨時都可以練習這
一招。

兩人伸展
PARTNER STRETCHES

對練習夥伴或是伸展動作負起責任，才能讓健身課程步上軌道。

請大家以注重客戶般或是負責任的態度來重視自身健康，認真做伸展與健身的訓練；若是有夥伴可以一同健身，更能夠維持這樣的好習慣。

有夥伴一起做伸展有很多好處，下面只是其中的幾點：

- 有人一起做伸展，可以讓靈活度與動作範圍更大。
- 兩人一起練習，在互相學習的過程中可以產生更大的動力，幫助你突破原本的限制，有更好的表現。
- 比較不會找藉口不健身。
- 有更豐富的社交生活，在有限的時間內完成更多的事。
- 可以觀察你的動作，給予建議，讓你做得更好。
- 一起做可以增加新鮮感，比較不無聊。
- 可以和夥伴分享這本書裡的知識，增加自信心與成就感。

選擇練習夥伴

如果你對兩人伸展不熟悉，可以先到鄰近的健身房找教練，熟練技巧之後，再和朋友或是家人一同練習。

選擇練習夥伴時，互動良好是首要條件，不管是愛人、朋友、同事、親戚……重點就是彼此能享受一起運動的時光。

進行兩人伸展的方式

本書的每一種伸展招式都很適合當作兩人伸展的內容，接下來的一些伸展會涵蓋「本體感覺神經肌肉誘發術」（proprioceptive neuromuscular facilitation，PNF），這包含被動式等長收縮。這些 PNF 伸展可以自己做，但是有人幫忙會更好，方法有很多，不過本書會集中在「固定——放鬆」，又稱為肌筋膜放鬆術。

肌筋膜放鬆術

為了讓讀者更瞭解這個伸展的方法，我們就以膕繩肌兩人伸展為例作說明：

- 做伸展的一方先趴在地板，幫忙的夥伴將其小腿往臀部的方向壓，以舒服的程度為限；保持被動式伸展 10 秒。

- 伸展的這位，要作膕繩肌的等長收縮，也就是小腿出力往夥伴的手推，夥伴再出以同樣的力道，讓小腿維持靜止不動的狀態。這是「固定」的階段，動作維持 6 秒。

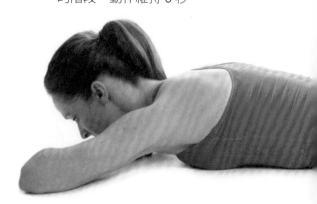

• 然後伸展的人「放鬆」，幫忙的夥伴
以同樣的動作支撐小腿 30 秒。第二
次伸展的動作範圍應該會大於第一
次。

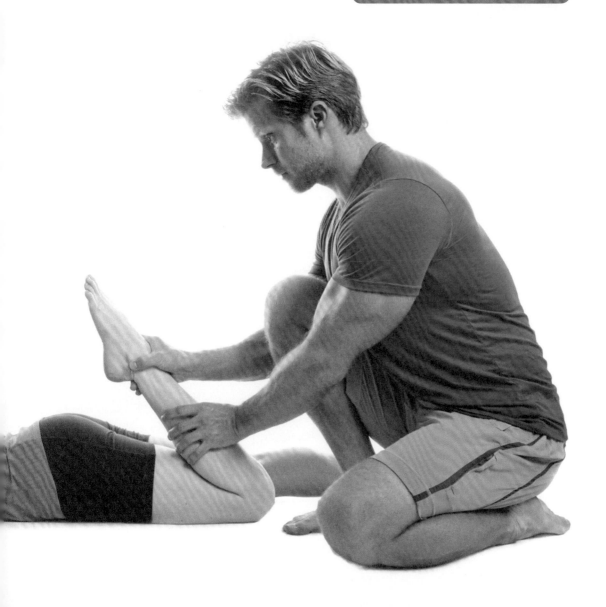

輔助蝴蝶式伸展 ASSISTED BUTTERFLY STRETCH

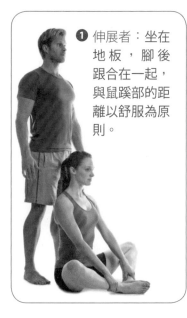

❶ 伸展者：坐在地板，腳後跟合在一起，與鼠蹊部的距離以舒服為原則。

❷ 伸展者：上半身向前時，鼠蹊部與大腿內側會拉緊，掌心要平貼在身體前方的地面。

❸ 夥伴：站在伸展者後方，雙手放在對方的大腿內側的膝蓋上方，輕輕下壓，維持10秒。

❹ 兩個人都放鬆，重覆同樣步驟，維持30秒。

❺ 再放鬆，重覆第二回合。

❻ 換夥伴作伸展，相同步驟重覆二回合。

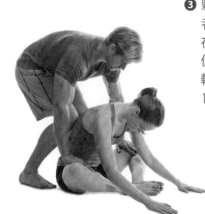

恥骨肌
pectineus*

內收長肌
adductor longus*

內收短肌
adductor brevis*

股薄肌
gracilis*

閉孔外肌
obturator externus*

內收大肌
adductor magnus*

訓練部位
- 臀部內收肌
- 大腿內側

重點提醒
- 夥伴在幫忙伸展時要小心力道，動作放慢，並且詢問對方的感覺。

注意
- 夥伴在往前施壓時，膝蓋不要壓在伸展者的背部，這會增加對方大腿內側的壓力。

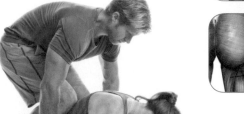

●打星號 * 者為深層肌肉

此動作適合鍛鍊下列肌肉

- 內收長肌
- 內收大肌
- 內收短肌
- 股薄肌
- 恥骨肌
- 閉孔外肌

輔助快樂嬰兒式 ASSISTED HAPPY BABY

❶ 伸展者：躺在地板，雙腿伸直，兩手臂打開呈一直線，掌心向上。

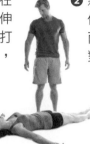

❷ 夥伴：跨站在伸展者的身體兩側，腳放在對方肋骨邊。

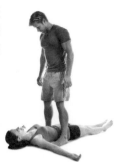

此動作適合鍛鍊下列肌肉

- 臀大肌
- 臀中肌
- 臀小肌
- 菱形肌
- 股二頭肌
- 半腱肌
- 半膜肌
- 豎脊肌
- 多裂肌

❸ 伸展者：膝蓋微彎，一次抬起一腳，讓對方捉住你的足踝，從髖部的地方往外轉。

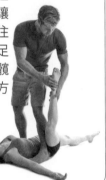

❹ 夥伴：將對方的足踝拉到自己的大腿前，維持20到30秒。

❺ 放鬆，重覆第二回合。

❻ 換夥伴作伸展，相同步驟重覆二次。

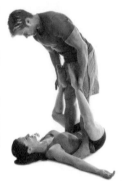

進階版本

輔助者將手掌放在對方的腳底板，輕輕地向下壓。

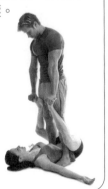

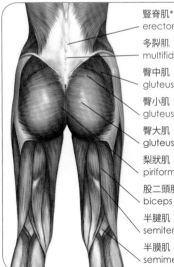

豎脊肌*
erector spinae*

多裂肌
multifidus spinae*

臀中肌
gluteus medius*

臀小肌
gluteus minimus*

臀大肌
gluteus maximus

梨狀肌
piriformis*

股二頭肌
biceps femoris

半腱肌
semitendinosus

半膜肌
semimembranosus

訓練部位
- 髖部
- 大腿內側
- 下背部

重點提醒
- 夥伴要小心自己腳站的地方。
- 伸展者得要彎曲足部。

注意
- 伸展者不要閉氣。

輔助單邊大腿伸展 ASSISTED UNILATERAL THIGH STRETCH

❶ 伸展者：趴在地板。

❷ 夥伴：捉住伸展者的小腿，一手在足踝，另
一手在小腿脛骨上。

❸ 夥伴：將對方小腿輕輕往下壓到臀部，伸展
的程度以大腿舒服為限，動作維持10秒。

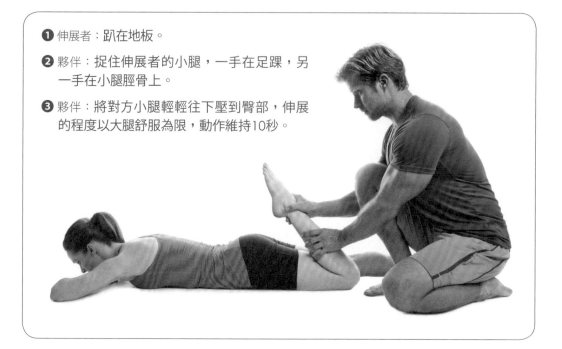

訓練部位
- 臀部曲肌
- 鼠蹊部肌群

重點提醒
- 輔助者在施壓時，
  程度以不要讓伸
  展者感到不舒服
  為限。

注意
- 伸展者不要閉氣。

❹ 伸展者：在夥伴幫忙壓小腿時，你要出力推回，維持6秒後
放鬆。

❺ 夥伴：再一次下壓對方的小腿，伸展的程度以大腿舒服為
限，動作維持30秒。

❻ 放鬆，重覆第二次。

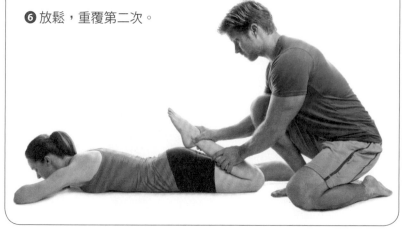

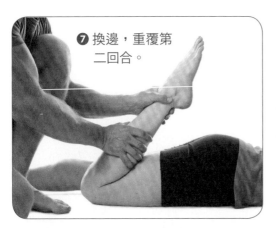

❼ 換邊，重覆第二回合。

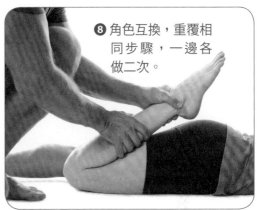

❽ 角色互換，重覆相同步驟，一邊各做二次。

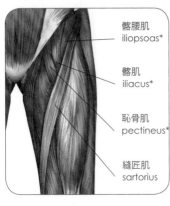

髂腰肌
iliopsoas*

髂肌
iliacus*

恥骨肌
pectineus*

縫匠肌
sartorius

◉打星號＊者為深層肌肉

此動作適合
鍛鍊下列肌肉

- 股直肌
- 髂腰肌
- 髂肌
- 縫匠肌
- 闊筋膜張肌
- 恥骨肌

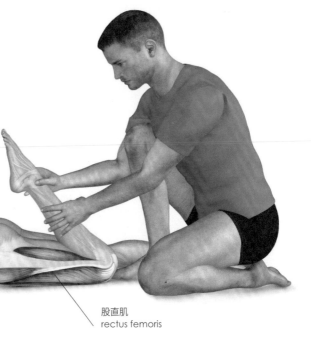

闊筋膜張肌
tensor fasciae latae

股直肌
rectus femoris

輔助單邊大腿抬起伸展 ASSISTED UNILATERAL LEG RAISE

❶ 伸展者：平躺在地上，夥伴面對你站在右側。請抬起你的右腳放在夥伴的右肩上。

❷ 夥伴：抬起對方的左腿，讓小腿舒服地放在你的右肩上，左手放在對方膝蓋正上方。

❸ 夥伴：輕輕向前施力，此動作維持10秒。

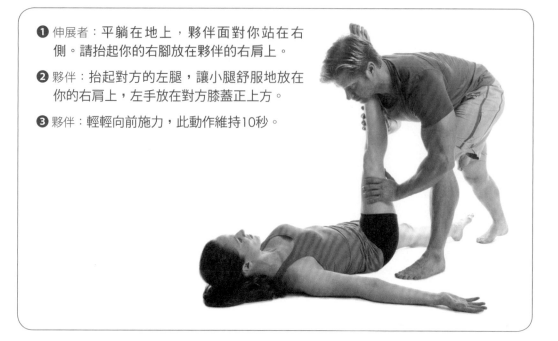

訓練部位
- 膕繩肌
- 小腿肌
- 臀部

重點提醒
- 伸展者要把注意力集中在抬起的腳，腿伸得越直越好。

注意
- 伸展者的臀部要緊貼地面，不要抬起來。
- 伸展者不要閉氣。

❹ 伸展者：夥伴施力時，將你的腿壓向他的肩膀，維持6秒後，放鬆。

❺ 夥伴：再一次輕輕向前施力，動作維持30秒。

❻ 放鬆，接著做第二回合。

❼ 角色互換，重覆步驟做二次。

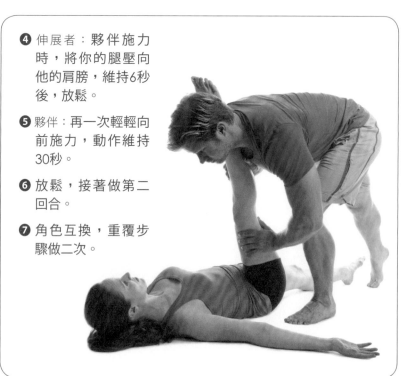

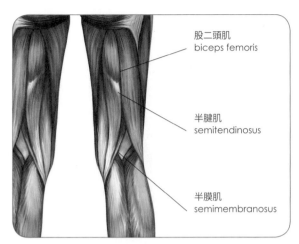

股二頭肌
biceps femoris

半腱肌
semitendinosus

半膜肌
semimembranosus

◉打星號 * 者為深層肌肉

專家的建議

足踝不要向內彎，這樣大拇趾才
不會跟著往內轉。

此動作適合
鍛鍊下列肌肉

- 股二頭肌
- 半腱肌
- 半膜肌
- 臀大肌
- 臀中肌
- 臀小肌
- 腓腸肌
- 比目魚肌

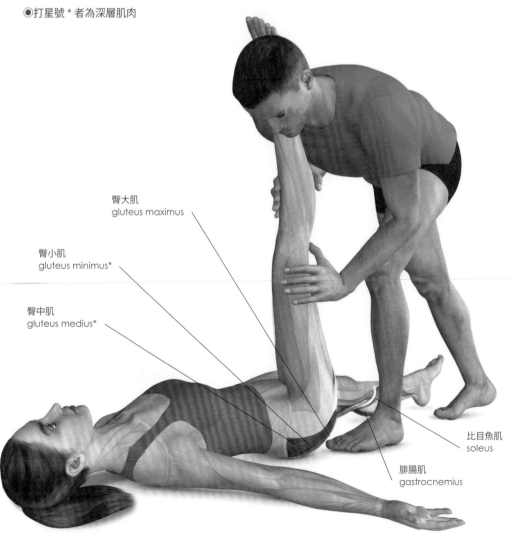

臀大肌
gluteus maximus

臀小肌
gluteus minimus*

臀中肌
gluteus medius*

比目魚肌
soleus

腓腸肌
gastrocnemius

輔助擴胸伸展 ASSISTED CHEST STRETCH

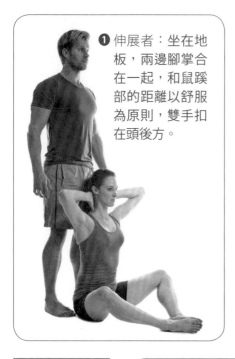

❶ 伸展者：坐在地板，兩邊腳掌合在一起，和鼠蹊部的距離以舒服為原則，雙手扣在頭後方。

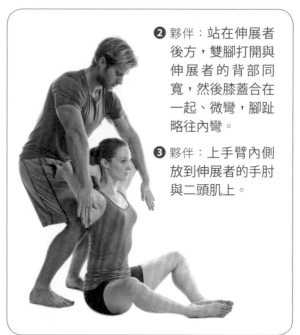

❷ 夥伴：站在伸展者後方，雙腳打開與伸展者的背部同寬，然後膝蓋合在一起、微彎，腳趾略往內彎。

❸ 夥伴：上手臂內側放到伸展者的手肘與二頭肌上。

訓練部位
- 胸
- 肩膀

重點提醒
- 夥伴的膝蓋放在伸展者的脊椎兩旁，不可直接壓在脊椎上。

注意
- 夥伴的膝蓋不要在對方背部施加過大的壓力，只需要提供足夠的支撐力即可。

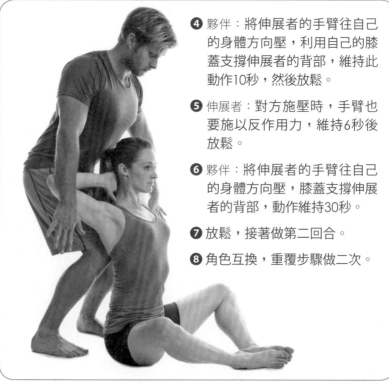

❹ 夥伴：將伸展者的手臂往自己的身體方向壓，利用自己的膝蓋支撐伸展者的背部，維持此動作10秒，然後放鬆。

❺ 伸展者：對方施壓時，手臂也要施以反作用力，維持6秒後放鬆。

❻ 夥伴：將伸展者的手臂往自己的身體方向壓，膝蓋支撐伸展者的背部，動作維持30秒。

❼ 放鬆，接著做第二回合。

❽ 角色互換，重覆步驟做二次。

此動作適合
鍛鍊下列肌肉

- 胸大肌
- 胸小肌
- 前三角肌

溝通

溝通是人際關係的基石，
在進行兩人伸展時尤為
重要。伸展者一定要讓夥
伴知道你在伸展時的感
覺，舒服不舒服都要講；
夥伴也要多詢問對方，確
定伸展的限度是在對方
舒服的範圍內。

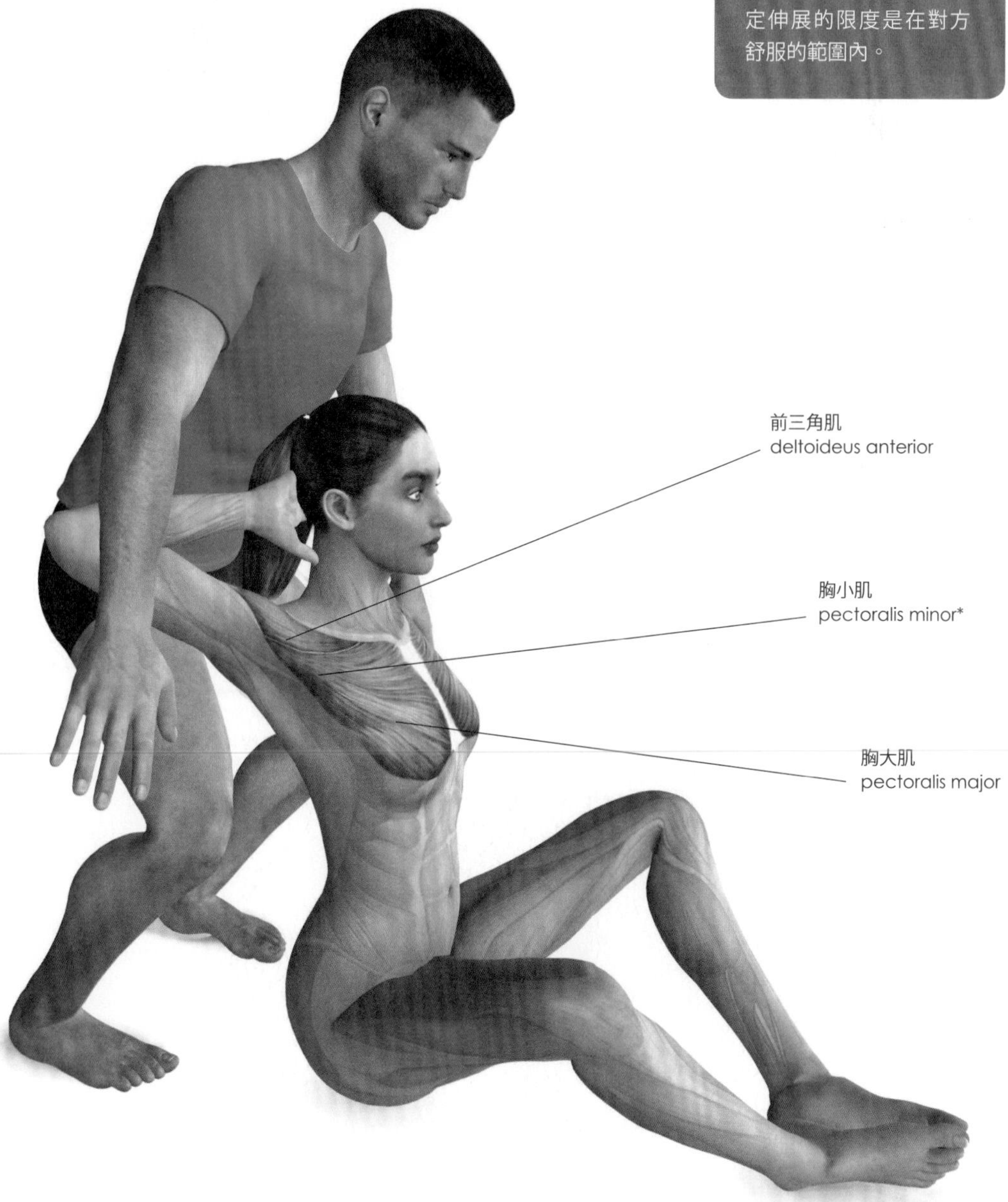

前三角肌
deltoideus anterior

胸小肌
pectoralis minor*

胸大肌
pectoralis major

◉打星號 * 者為深層肌肉

輔助坐姿前彎伸展 ASSISTED SEATED FORWARD BEND

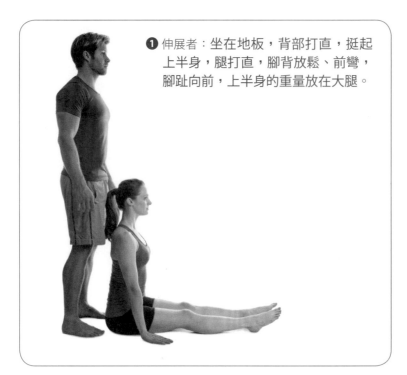

❶ 伸展者：坐在地板，背部打直，挺起
上半身，腿打直，腳背放鬆、前彎，
腳趾向前，上半身的重量放在大腿。

**此動作適合
鍛鍊下列肌肉**

- 股二頭肌
- 半腱肌
- 半膜肌
- 多裂肌
- 豎脊肌
- 腓腸肌
- 比目魚肌
- 菱形肌

訓練部位

- 膕繩肌
- 下背部
- 上背部
- 小腿肌肉

重點提醒

- 伸展者彎腳背可以
  讓自己的背彎得更
  下去，可以的話，
  雙手握住腳後跟。
- 伸展者的上手臂要
  放在膝蓋上方。

注意

- 幫忙的夥伴向下壓
  時要平穩、輕柔。

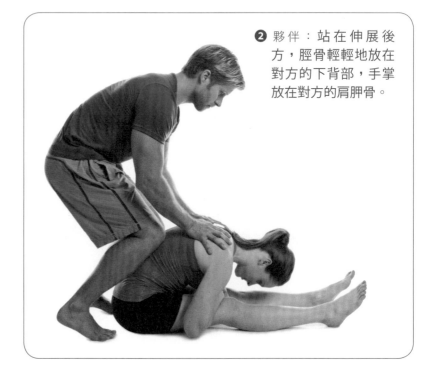

❷ 夥伴：站在伸展後
方，脛骨輕輕地放在
對方的下背部，手掌
放在對方的肩胛骨。

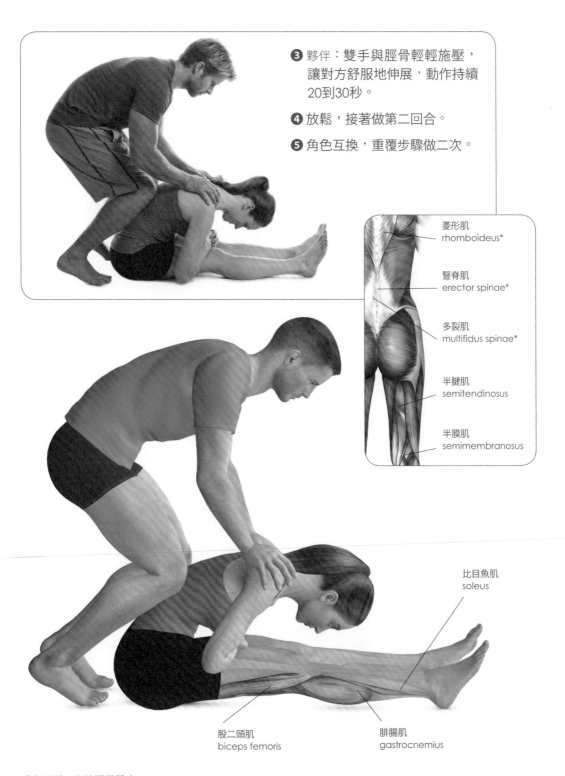

❸ 夥伴：雙手與脛骨輕輕施壓，讓對方舒服地伸展，動作持續20到30秒。

❹ 放鬆，接著做第二回合。

❺ 角色互換，重覆步驟做二次。

菱形肌
rhomboideus*

豎脊肌
erector spinae*

多裂肌
multifidus spinae*

半腱肌
semitendinosus

半膜肌
semimembranosus

比目魚肌
soleus

股二頭肌
biceps femoris

腓腸肌
gastrocnemius

●打星號 * 者為深層肌肉

輔助孩童式 ASSISTED CHILD'S POSE

❶ 伸展者：輕輕跪坐在腳後跟上。

❷ 伸展者：打開膝蓋，上半身往前，手臂與掌心平貼在地板。

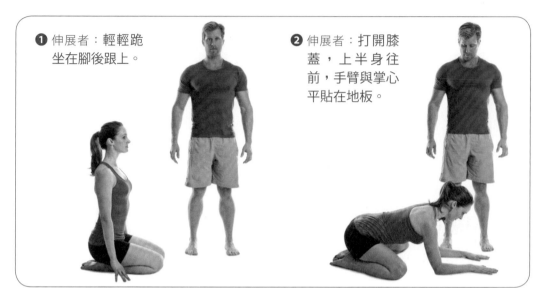

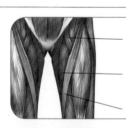

❸ 夥伴：站在伸展者的前方，一腳向前站在伸展者的肩膀旁邊。將手掌放在伸展者的大腿外側。

❹ 夥伴：輕緩地在對方的下半身向下、向後施壓，動作維持20到30秒。

❺ 放鬆，接著做第二回合。

❻ 角色互換，重覆步驟做二次。

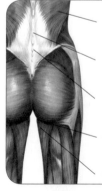

訓練部位

- 臀部曲肌
- 大腿內側
- 下背部
- 背部中段

重點提醒

- 伸展者在做孩童式時，前額可以放在毛巾或是小墊子上。

注意

- 要詢問過伸展者的同意後，輔助者才好施加更大的壓力。

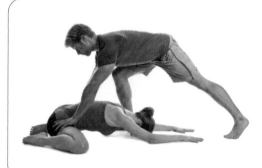

背闊肌
latissimus dorsi

豎脊肌
erector spinae*

多裂肌
multifidus spinae*

閉孔外肌
obturator externus*

內收大肌
adductor magnus

●打星號＊者為深層肌肉

恥骨肌
pectineus*

內收長肌
adductor longus

股薄肌
gracilis*

此動作適合鍛鍊下列肌肉

- 內收長肌
- 內收大肌
- 股薄肌
- 恥骨肌
- 閉孔外肌
- 多裂肌
- 豎脊肌
- 背闊肌

平躺張手側身伸展 ASSISTED PRETZEL STRETCH

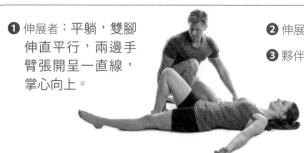

❶ 伸展者：平躺，雙腳伸直平行，兩邊手臂張開呈一直線，掌心向上。

❷ 伸展者：右腳彎曲，腳掌平貼地板。

❸ 夥伴：跪在伸展者身體的右側。

❹ 伸展者：小心地將臀部抬離地板，往另一側傾斜15到20公分。

❺ 伸展者：右腳彎曲往左邊傾。

棘上肌
supraspinatus*

棘下肌
infraspinatus*

小圓肌
teres minor

肩胛下肌
subscapularis*

臀中肌
gluteus medius*

臀小肌
gluteus minimus*

臀大肌
gluteus maximus

梨狀肌
piriformis*

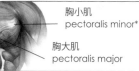

胸小肌
pectoralis minor*

胸大肌
pectoralis major

此動作適合鍛鍊下列肌肉

- 棘上肌
- 棘下肌
- 小圓肌
- 肩胛下肌
- 臀大肌
- 臀中肌
- 臀小肌
- 菱形肌
- 胸大肌
- 胸小肌

❻ 夥伴：左手放在伸展者的右肩，右手放在對方膝蓋，左手輕輕下壓伸展者的肩膀，左手下壓伸展者的右膝，動作維持30秒。

❼ 放鬆，接著做第二回合。

❽ 角色互換，重覆步驟做二次。

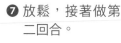

訓練部位
- 肩膀
- 臀部
- 胸腔

重點提醒
- 伸展者的兩邊肩胛骨都要貼在地板。
- 伸展者的手肘與腰部要低於肩膀，以保護旋轉肌群。

注意
- 夥伴不要施加不必要的壓力，兩人伸展的目標是幫助彼此達到預定的伸展範圍。

蘇聯式劈腿伸展 RUSSIAN SPLIT SWITCH

❶ 伸展者：上半身挺直，雙腿從髖部地方打開，程度以舒服為限，腳背上彎，腳趾向上。

❷ 伸展者：挪動坐姿，讓臀骨貼在地板。

❸ 夥伴：坐在地板，面向伸展者，打開雙腳，讓腳掌放在伸展者的足踝內側。

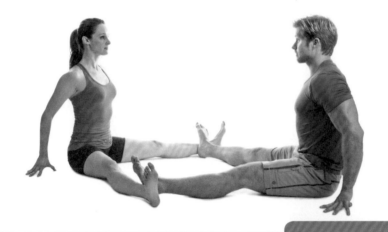

訓練部位
- 膕繩肌
- 臀部內收肌群

重點提醒
- 伸展者的背部要儘可能打平，挺起胸口，脖子拉長與脊椎呈一直線。

注意
- 過程中，雙方都不要閉氣。

❹ 夥伴：抓住伸展者的手腕。

專家的建議
伸展者要讓夥伴的腳放在你的足踝上方，這樣可以幫助你將髖部打得更開。

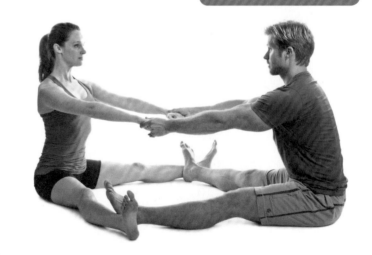

⑤ 夥伴：身體向後傾，讓對方跟著你移動，動作維持20到30秒。

⑥ 放鬆，接著做第二回合。

⑦ 角色互換，重覆步驟做二次。

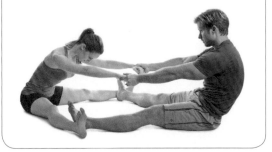

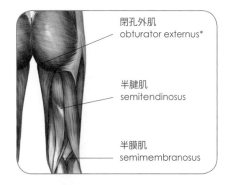

閉孔外肌
obturator externus*

半腱肌
semitendinosus

半膜肌
semimembranosus

此動作適合鍛鍊下列肌肉

- 股二頭肌
- 半腱肌
- 半膜肌
- 內收長肌
- 內收大肌
- 股薄肌
- 恥骨肌
- 閉孔外肌

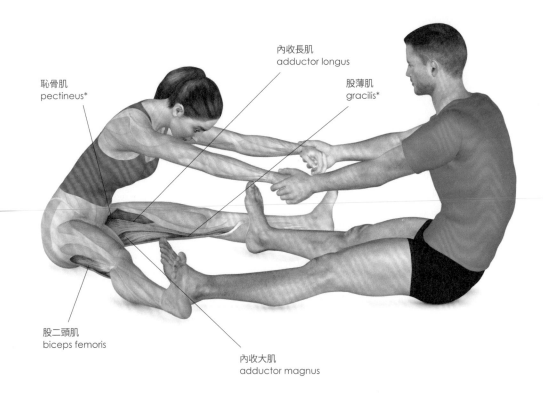

內收長肌
adductor longus

股薄肌
gracilis*

恥骨肌
pectineus*

股二頭肌
biceps femoris

內收大肌
adductor magnus

◉打星號 * 者為深層肌肉

孕期伸展
PREGNANCY STRETCHES

很多女性友人都有個疑問，就是懷孕時可否做伸展？答案當然是肯定的！

懷孕會讓女性的身體經歷許多變化，身體的重心與姿勢會改變，關節、韌帶與肌肉也會變得鬆弛。這些孕期的生理改變可能會造成身體疼痛，行動不便或是不協調。伸展可以幫助你調和身體的變化，減緩疼痛，保持靈活柔軟度。

正在改變中的身體

孕期時，最明顯的改變莫過於身體重心的轉移，為了因應日益增大的肚子，胸部、下背與臀部的肌群都得收緊。懷孕時要注重姿勢與平衡的伸展動作，這是舒緩肌肉緊繃的最好方法。

在懷孕時，鬆弛素會增加，放鬆骨盆下方的恥骨聯合關節，讓生產更加順利，通常會直到生產後3個月持續製造。鬆弛素可以讓韌帶、肌肉放鬆，如此一來，孕婦與剛生產完後的幾個月的媽咪們，在伸展時就可能會傷害到身體。如果是不小心流產，流產後體內的鬆弛素還很高，即使是按照之前伸展的範圍來做，也可能傷害到身體。

孕期伸展

身體健康的孕婦做伸展，有下列的好處：

- 放鬆身體，幫助媽媽生產時更加順利。
- 多一些練習分娩呼吸法的機會。
- 幫助孕媽咪放鬆，釋放壓力。

生產後

孩子出生之後，媽咪的身體又會再經歷一次大轉變，固定做伸展可以幫助媽媽適應這個改變的時期，舒緩因為照顧嬰幼兒的僵硬的筋骨與疼痛。像是哄抱新兒或是低頭餵奶，都可能造成頸部痠痛、僵硬，經常練習76-77頁「頸部伸展」，可以讓脖子的肌肉更放鬆。

產後伸展可以幫助妳重新調整肌肉，避免受傷，舒緩壓力，恢復對身材的自信心。

撫平生產後的小腹

產後媽咪可以靠著下面幾項簡單的飲食原則恢復身材，甚至比孕前還要更苗條。

- 豐富營養：產後要照顧小孩又要兼顧健康飲食的確不容易，媽媽可以事先計劃，把一天要吃的食物先準備起來。
- 高蛋白質食物：蛋白質是肌肉生成的重要成份，增加健身的強度，提高新陳代謝，幫助媽咪們瘦身成功。
- 高纖食物：食物裡的纖維可以增加飽足感，排除脂肪。

要達到瘦身目標，媽咪們可以計畫一套完整的健身課程，包含伸展、塑身與有氧運動。不要只是拼命做屈膝仰臥起坐，應該多騎腳踏車、跳繩、游泳與跑步。

生產前後安全做伸展

　　雖然伸展對身體有很大的效益，但是孕媽咪的身體會經歷很多變化，最好在進行伸展之前，先詢問醫生的意見，即使得到許可，也應該要小心、謹慎地進行，下面有幾點提供給讀者參考。

- 不要彈跳，這可能會對身體造成很大的傷害，也不要過度伸展。

- 在懷孕後期，如果有平躺的伸展動作，要先詢問醫生是否可以這樣做，平躺可能會讓孕媽咪頭暈、呼吸困難。

- 產後伸展，要多做骨盆、腿部「轉進來」的動作。

- 產後三個月都要避免盤坐，不要做坐姿蝴蝶式，可以的時候，膝蓋都要合在一起。

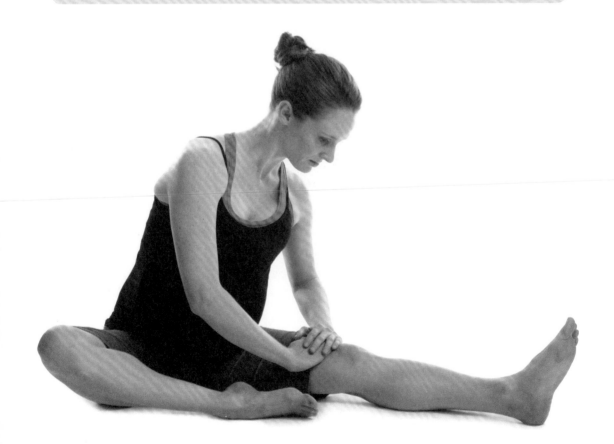

上半身旋轉 TORSO ROTATION

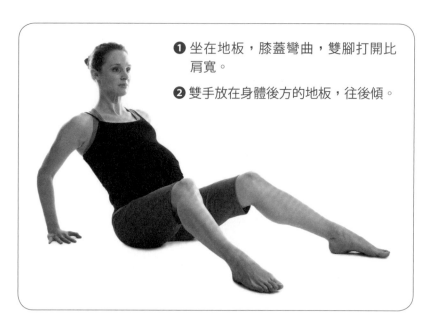

❶ 坐在地板，膝蓋彎曲，雙腳打開比
肩寬。

❷ 雙手放在身體後方的地板，往後傾。

訓練部位
- 背部中段
- 下背部
- 腹斜肌

重點提醒
- 手臂向右後方的斜
  角線伸展，換邊時
  往左後方伸展。
- 支撐的手肘可以
  微彎。
- 腳掌平放在地板，
  雙腿平行，抬起
  胸口。

注意
- 不要聳肩，脖子要
  伸直。

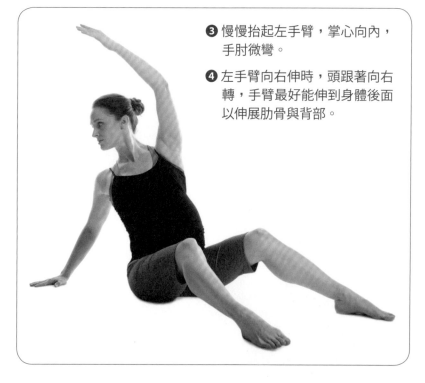

❸ 慢慢抬起左手臂，掌心向內，
手肘微彎。

❹ 左手臂向右伸時，頭跟著向右
轉，手臂最好能伸到身體後面
以伸展肋骨與背部。

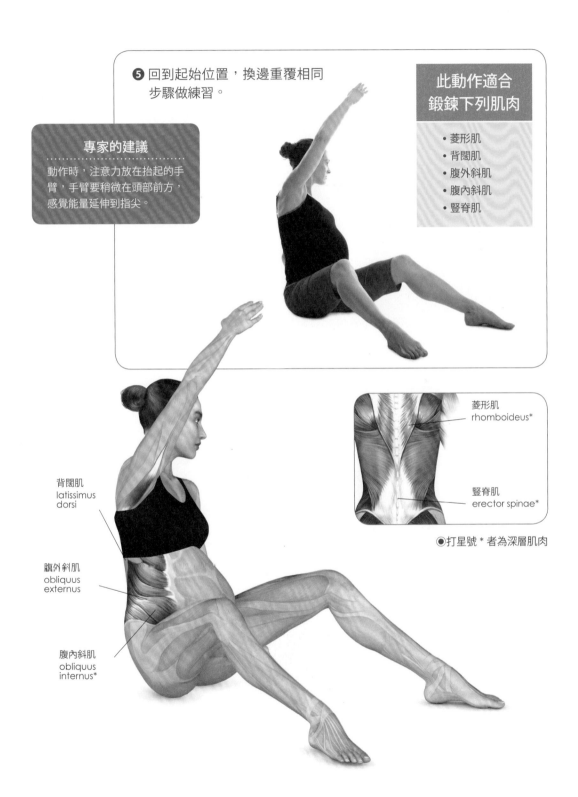

❺ 回到起始位置，換邊重覆相同
步驟做練習。

專家的建議

動作時，注意力放在抬起的手
臂，手臂要稍微在頭部前方，
感覺能量延伸到指尖。

**此動作適合
鍛鍊下列肌肉**

• 菱形肌
• 背闊肌
• 腹外斜肌
• 腹內斜肌
• 豎脊肌

菱形肌
rhomboideus*

豎脊肌
erector spinae*

●打星號 * 者為深層肌肉

背闊肌
latissimus
dorsi

腹外斜肌
obliquus
externus

腹內斜肌
obliquus
internus*

手扶膝伸展 HAND-ON-KNEE STRETCH

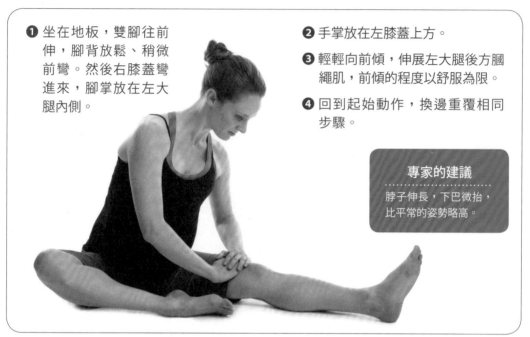

❶ 坐在地板，雙腳往前伸，腳背放鬆、稍微前彎。然後右膝蓋彎進來，腳掌放在左大腿內側。

❷ 手掌放在左膝蓋上方。

❸ 輕輕向前傾，伸展左大腿後方膕繩肌，前傾的程度以舒服為限。

❹ 回到起始動作，換邊重覆相同步驟。

專家的建議
脖子伸長，下巴微抬，比平常的姿勢略高。

訓練部位
- 下背部
- 膕繩肌
- 小腿肌肉

重點提醒
- 挺起胸口。
- 伸直的膝蓋儘量下壓，減少與地板之間的距離。
- 肩膀稍微下壓，需要的話，一隻手可以放在下背部，減少壓力。

注意
- 彎曲的膝蓋不要緊縮增加拉力。

● 打星號 * 者為深層肌

此動作適合鍛鍊下列肌肉
- 股二頭肌
- 半腱肌
- 半膜肌
- 豎脊肌
- 多裂肌
- 腓腸肌
- 比目魚肌

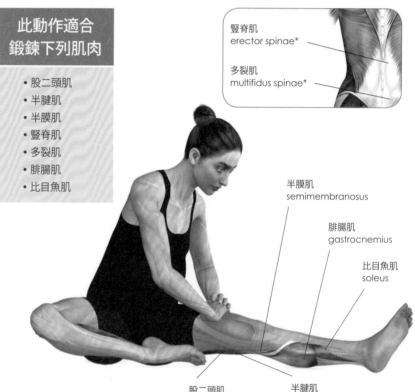

豎脊肌
erector spinae*

多裂肌
multifidus spinae*

半膜肌
semimembranosus

腓腸肌
gastrocnemius

比目魚肌
soleus

股二頭肌
biceps femoris

半腱肌
semitendinosus

平躺骨盆傾斜伸展 LYING PELVIC TILT

❶ 平躺，屈膝，腳掌平貼在地，雙腳平行。

❷ 手心輕輕地放在肚子。

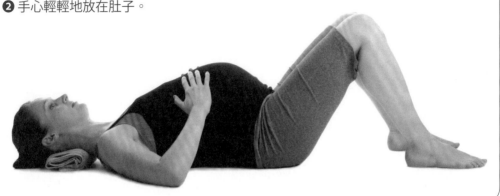

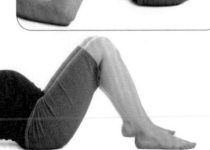

❸ 慢慢拱起下背部，動作
要小心。

❹ 骨盆向前，可以讓下
背平貼在地。

❺ 回到起始動作，視需要
決定是否重覆練習。

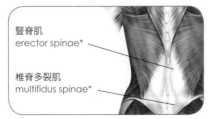

訓練部位
- 下背

重點提醒
- 胸膛微微上抬。
- 放鬆下顎。
- 保持正常呼吸。

注意
- 不要在懷孕後期做
  這個練習，這個動
  作適合懷孕前期與
  中期，但是身體一
  覺得不適，請即刻
  停止。

此動作適合
鍛鍊下列肌肉

- 豎脊肌
- 多裂肌

豎脊肌
erector spinae*

椎脊多裂肌
multifidus spinae*

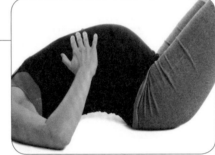

早安單側伸展 UNILATERAL GOOD MORNING STRETCH

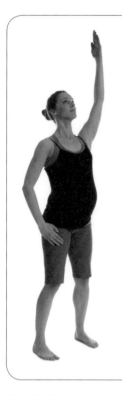

❶ 雙腳打開與肩同寬，膝蓋微彎，骨盆微縮，肩膀稍微下壓。

❷ 右手放在大腿上側，左手臂向上伸直，掌心朝內。

❸ 輕輕向右伸展。

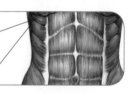

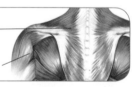

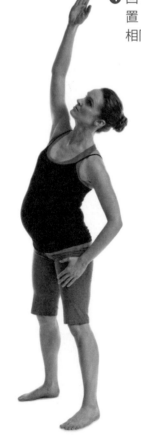

❹ 回到起始位置，換邊重覆相同動作。

訓練部位
· 頸部
· 肩膀
· 肋骨

重點提醒
· 下巴微抬，讓頭與脊椎呈一直線。

注意
· 下半身不要移動。

專家的建議
伸展的過程中，不管是站直還是向側邊伸展時，頭與上舉的手臂距離都要一致。

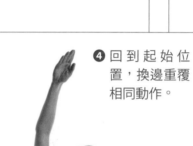

斜方肌
trapezius

後三角肌
deltoideus posterior

肋間內肌
ntercostales interni*

肋間外肌
intercostales externi

此動作適合鍛鍊下列肌肉
· 斜方肌
· 肋間外肌
· 肋間內肌
· 後三角肌

貓式伸展 CAT STRETCH

❶ 四肢著地，雙手打開與肩同寬，
兩膝距離5到7公分。

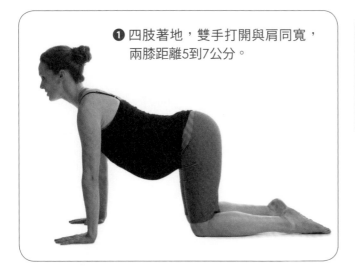

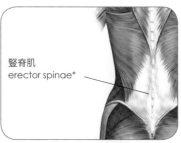

豎脊肌
erector spinae*

**此動作適合
鍛鍊下列肌肉**

• 豎脊肌

❷ 拱起脊椎，肚臍縮往脊
椎的方向，臀部抬高，
肩膀要保持平穩。

❸ 維持這個伸展動作，然
後放開。

訓練部位
• 背部

重點提醒
• 手部和膝蓋下壓，
達到伸展的最大
限度。

注意
• 肩頸不要繃緊。
• 不要過度伸展下背
或是手臂。
• 不要閉氣。

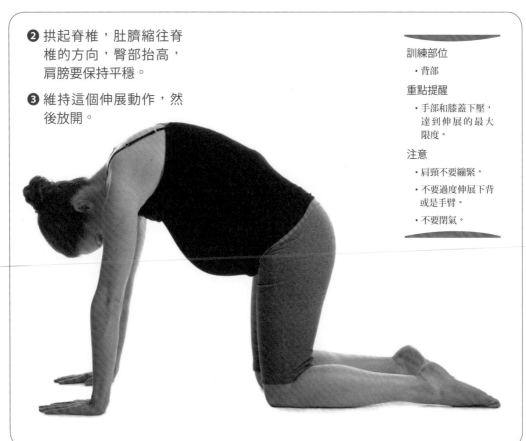

◉打星號 * 者為深層肌肉

下犬式伸展 DOWNWARD-FACING DOG

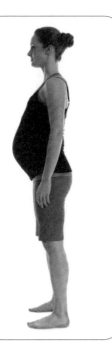

❶ 雙腳打開與肩同寬，膝蓋微彎，上半身小心地向前傾，指尖碰地。

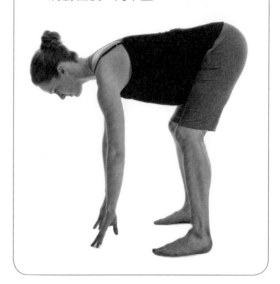

❷ 膝蓋彎曲，骨盆輕輕往前，挺胸，肩膀往後、向下壓。

訓練部位

- 膕繩肌
- 小腿肌肉
- 背部
- 上手臂
- 胸
- 阿基里斯腱
- 臀部

重點提醒

- 手掌要整個穩穩地壓在地板，手腕關節才不會承受過大的壓力。
- 頭和脊椎呈一直線。
- 背部打平，胸口抬高。

注意

- 不要閉氣，下巴放鬆，正常呼吸。

經典的伸展動作

下犬式可以舒緩脖子、大腿、小腿、肩膀與下背部繃緊的肌肉，這是瑜伽的基本動作，幫助練習者排出肺部的二氧化碳，吸進更多的氧氣，讓身體恢復精神。

做下犬式時，藉由拉長脖子，可以放鬆這部位的肌肉，減緩孕婦常見的頭痛問題。

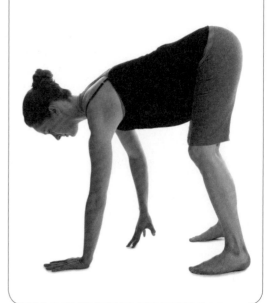

❸ 雙手慢慢向前「走」，尾骨往上抬。

❹ 腳後跟往地板壓，大腿伸直時，要收
縮大腿的肌肉，讓身體呈倒V字型，打
開胸口與肩膀，頭放在手臂之間。

此動作適合
鍛鍊下列肌肉

- 胸大肌
- 胸小肌
- 前鋸肌
- 肱三頭肌
- 後三角肌
- 肋間內肌
- 肋間外肌
- 股二頭肌
- 半腱肌
- 半膜肌
- 豎脊肌
- 腓腸肌
- 比目魚肌
- 臀大肌

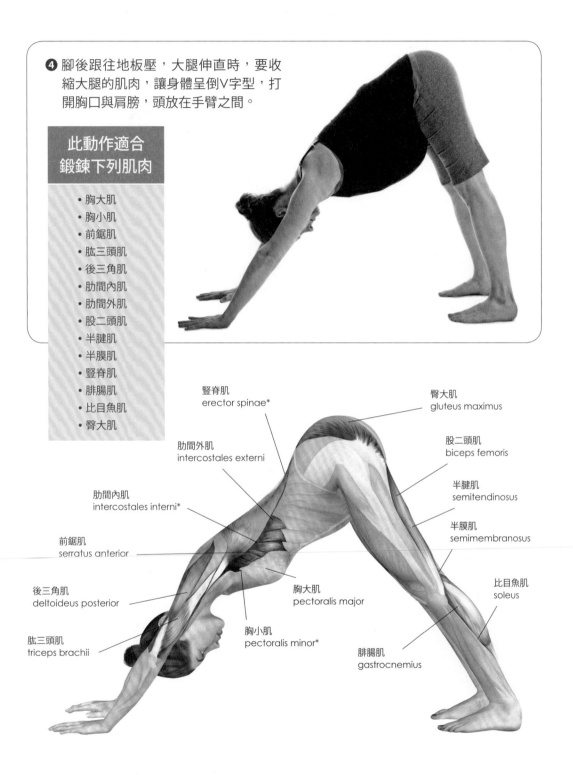

豎脊肌
erector spinae*

肋間外肌
intercostales externi

肋間內肌
intercostales interni*

前鋸肌
serratus anterior

後三角肌
deltoideus posterior

肱三頭肌
triceps brachii

胸小肌
pectoralis minor*

胸大肌
pectoralis major

臀大肌
gluteus maximus

股二頭肌
biceps femoris

半腱肌
semitendinosus

半膜肌
semimembranosus

比目魚肌
soleus

腓腸肌
gastrocnemius

◉打星號 * 者為深層肌肉

辦公室伸展操
OFFICE STRETCHES

很多人都是整日坐在辦公桌前，雙眼直盯著電腦螢幕工作，也有些人需要站一整天，或是重覆同樣的動作，伸展可以幫助大家舒緩因為工作造成的肌肉僵硬或是身體不適。

工作與健康

照顧好自己才能在工作上有大發揮，讓公司的營運更上層樓。身體健康有活力，做什麼事也都更加有效率，身體不健康，要怎麼面對高壓的生活，更不用談負荷大量的工作、處理棘手問題。

在辦公室做跳躍運動可能不太適合，但是每個人應該都可以擠出幾分鐘做伸展操，接下來幾頁就是我們接下來要教各位的簡易伸展動作。

你可以單做其中幾項，或是做完整個流程，要求自己儘可能每半小時休息30到60秒，做幾個簡單的伸展動作。

若是可以擠出更長一點的時間，那下面這套「辦公室伸展操」一定可以為你的身心帶來更大的能量。

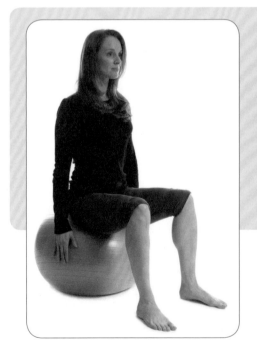

辦公椅或是健身球

現在有很多公司都可以讓員工自行選擇，是要坐辦公椅還是健身球，或是特製的健身球辦公椅（balance ball chair），這可以讓員工減少因為久坐而對身體造成的傷害。因為健身球不像椅子可以固定不動，身體在不知不覺中便得要用力，才能以正確的姿勢安穩地坐在健身球上，無形中便可以訓練腹部的肌肉、腹斜肌與下背部。

辦公室伸展操流程 WORKPLACE STRETCH ROUTINE

1 兩邊各壓10秒。

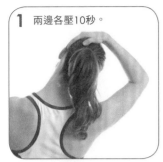

頸部側邊伸展（76頁）

2 下壓20秒。

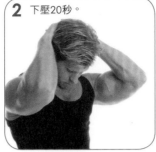

後頸伸展（77頁）

3 動作維持5秒，做2次。

4 動作維持10秒，做3次。

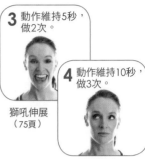

獅吼伸展（75頁）

眼窩伸展（75頁）

5 兩邊各做10秒。

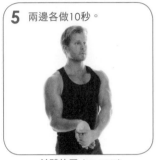

前臂伸展（82-83頁）

6 動作維持20秒。

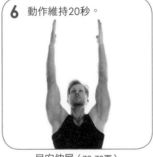

早安伸展（72-73頁）

7 兩邊各做20秒。

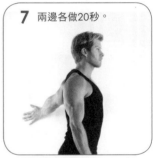

輔助牆胸口伸展（80-81頁）

8 動作維持20秒。

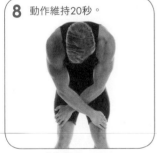

背部伸展（71頁）

9 動作維持20秒。

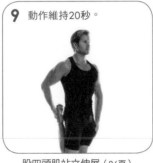

股四頭肌站立伸展（86頁）

10 兩邊各做20秒。

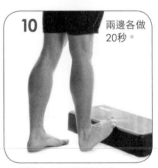

腳趾向上小腿肌伸展（85頁）

11 動作維持20秒。

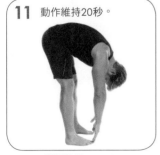

彎腰伸展（70頁）

12 動作維持20秒。

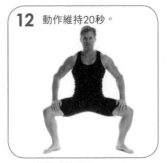

相撲式伸展（88-89頁）

13 動作維持20秒。

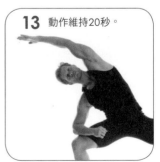

相撲式側身伸展（90-91頁）

坐姿扭轉 SEATED TWISTS

❶ 上身挺直坐在椅子上，雙腳打開、腳掌平穩地放在地板上。

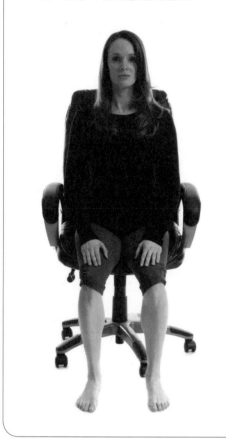

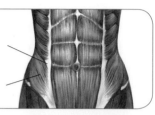

腹內斜肌
obliquus internus*

腹外斜肌
obliquus externus

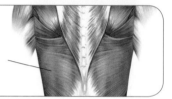

闊背肌
latissimus dorsi

◉打星號 * 者為深層肌肉

❷ 背部挺直，胸口打開，身體往右邊轉。

❸ 回到起始位置，換邊以同樣的步驟練習。

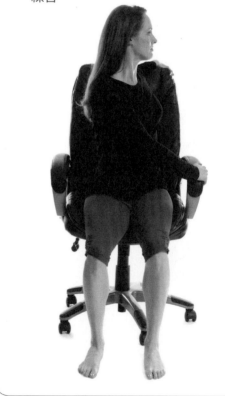

訓練部位
• 腹斜肌
• 背部中段

重點提醒
• 從髖部處開始轉動身體，保持下半身平穩。

注意
• 扭轉時，臀部不要抬離椅子。

此動作適合鍛鍊下列肌肉

• 腹外斜肌
• 腹內斜肌
• 背闊肌

4字型坐姿伸展 SEATED FIGURE 4

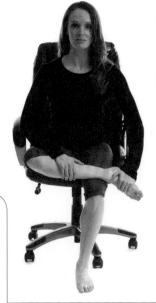

❶ 上身挺直坐在椅子，雙腳打開，腳掌平放在地板。

❷ 將右足踝放在左膝上。

❸ 上半身從髖部的地方向前傾，直到臀部與下背部感受到伸展為止。

❹ 回到起始位置，換腳重覆相同步驟做練習。

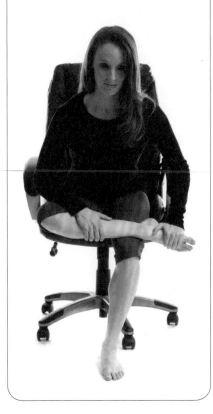

豎脊肌
erector spinae*

腰方肌
quadratus lumborum*

臀小肌
gluteus minimus*

臀中肌
gluteus medius*

梨狀肌
piriformis*

臀大肌
gluteus maximus

進階版本

從步驟❸開始，上前身前傾，直到手指碰到前方的地板。

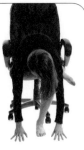

訓練部位
·臀部

重點提醒
·以舒服的程度為限做最大伸展。

注意
·前傾時，臀部不要抬離椅子。

坐姿前彎 FORWARD BEND HIP SHIFT

❶ 上身挺直坐在椅子上，雙腿張開，腳掌平穩地放在地板。

豎脊肌
erector spinae*

❷ 膝蓋彎曲，胸部往前彎，手掌放在地板。

❸ 維持下彎的姿勢，然後回到起始位置，重覆相同的步驟做練習。

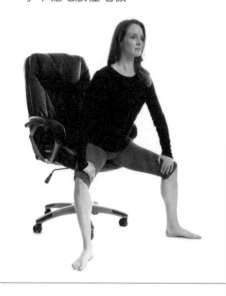

訓練部位
· 背部
· 大腿內側

重點提醒
· 身體前傾時，臀部要坐在椅子上。

注意
· 頭部不要太快往下，動作要放慢。

此動作適合鍛鍊下列肌肉

· 髂腰肌
· 髂肌
· 恥骨肌
· 縫匠肌
· 豎脊肌

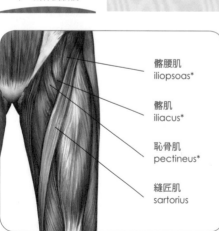

髂腰肌
iliopsoas*

髂肌
iliacus*

恥骨肌
pectineus*

縫匠肌
sartorius

進階版本

從步驟❷開始，然後伸長雙腿，腳背上彎，腳後跟著地。

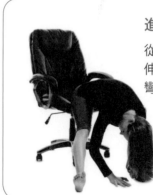

直立前彎伸展 DOUBLE-LEG HINGE

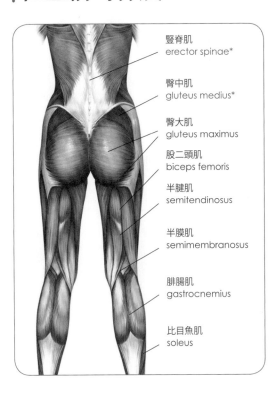

豎脊肌
erector spinae*

臀中肌
gluteus medius*

臀大肌
gluteus maximus

股二頭肌
biceps femoris

半腱肌
semitendinosus

半膜肌
semimembranosus

腓腸肌
gastrocnemius

比目魚肌
soleus

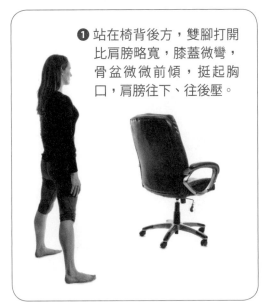

❶ 站在椅背後方，雙腳打開比肩膀略寬，膝蓋微彎，骨盆微微前傾，挺起胸口，肩膀往下、往後壓。

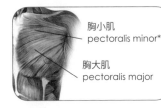

胸小肌
pectoralis minor*

胸大肌
pectoralis major

◉打星號 * 者為深層肌肉

❷ 從髖關節的地方往前彎，捉住椅背，背部挺直手臂要和大腿保持90度。

❸ 上半身儘量往地板的方向下壓，但是雙手不要離開椅背。

❹ 放鬆，重覆相同步驟。

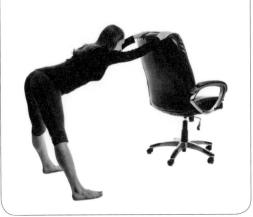

此動作適合鍛鍊下列肌肉
• 胸大肌
• 胸小肌
• 臀大肌
• 臀中肌
• 股二頭肌
• 半腱肌
• 半膜肌
• 豎脊肌
• 腓腸肌
• 比目魚肌

訓練部位
· 胸部
· 大腿後肌
· 下背部
· 臀部
· 小腿肌肉

重點提醒
· 挺起胸口。
· 從髖關節處往前彎時吐氣。

注意
· 脖子與肩膀不要繃緊。
　上半身放鬆，正常呼吸。

膕繩肌伸展 SUPPORTED HAMSTRINGS STRETCH

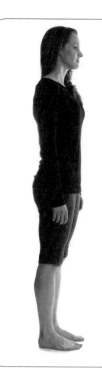

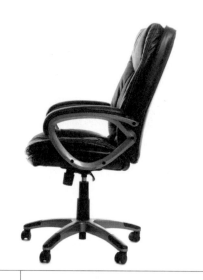

❶ 站在椅子前方，雙腳打開與肩寬，膝蓋微彎，骨盆微微前傾，挺起胸口，肩膀往下、往後壓。

此動作適合
鍛鍊下列肌肉

- 股二頭肌
- 半腱肌
- 半膜肌
- 豎脊肌
- 腓腸肌
- 比目魚肌

訓練部位
- 膕繩肌
- 小腿肌肉

重點提醒
- 背部打平，胸口挺直、打開。

注意
- 不要為了下壓而彈身體。

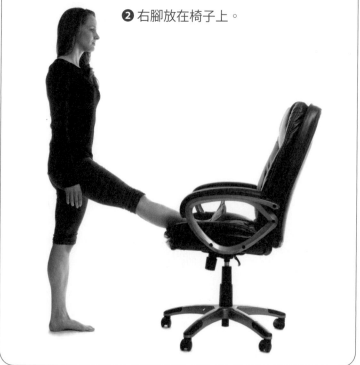

❷ 右腳放在椅子上。

❸ 雙手放在大腿的膝蓋上方。

❹ 左腿伸直，背部打平，胸口向下往大腿的方向壓。

❺ 回到起始位置，換邊，重覆相同步驟做練習。

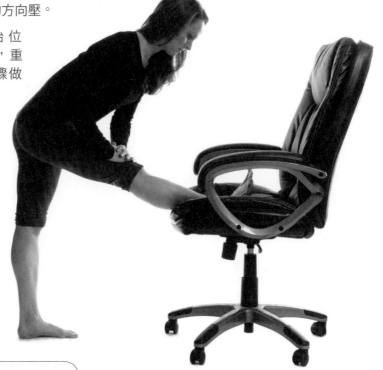

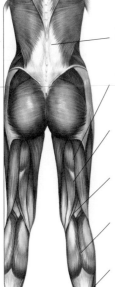

豎脊肌
erector spinae*

股二頭肌
biceps femoris

半腱肌
semitendinosus

半膜肌
semimembranosus

腓腸肌
gastrocnemius

比目魚肌
soleus

進階版本

從步驟四開始，雙手往前移到放在椅子上的足部，讓胸口移到膝蓋的位置。

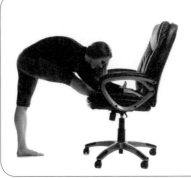

按摩滾輪(泡棉滾筒)伸展
FOAM ROLLER STRETCHES

肌肉糾結時做伸展，只能伸展到健康的肌肉組織，糾結的肌肉還是一樣不會消除，這時就需要按摩來解決痠痛的肌肉問題。

　　如果有專業的按摩師傅當然是最好，不過也可以利用按摩滾輪自己來，這個技巧稱為「自我肌筋膜放鬆」（self myo-fascial release，SMFR）。

按摩滾輪的好處

　　利用按摩滾輪來進行「肌筋膜放鬆」的好處有很多，列舉如下：

- 自己可以控制壓到痛點時的按摩力道。
- 比起找按摩師，滾輪便宜許多。
- 小的按摩滾輪可以隨身攜帶，不舒服時就可以拿出來用。
- 想要按摩時就可以自己來，不用跟按摩師預約時間。

使用方法

　　可以利用身體的重量，讓滾輪產生適當的壓力，按摩疼痛的結節，消除緊繃不舒服的激痛點（trigger points）。

- 在疼痛處前後來回滾動60秒，休息10秒，再繼續。
- 腹肌要稍微收縮，讓身體保持平衡，這樣按摩時可以保護身體的核心部份（下背、骨盆與髖部）。

> ### 為什麼要按摩？
>
> 伸展前先按摩肌肉或是肌群有許多好處：
>
> - 排除體內廢物，像是因為運動而產生的乳酸，因此按摩也可以減緩運動後肌肉緊繃痠痛的問題。
> - 增加血流，改善身體的循環。
> - 幫助肌肉做暖身。
> - 放鬆肌肉。

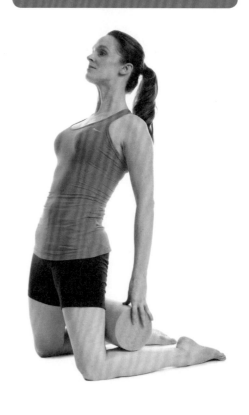

- 放慢呼吸，可以舒緩按摩時肌肉的疼痛。

- 不要壓到骨頭。

- 一週可以用滾輪按摩三次，讓肌肉不致繃緊。受傷、疼痛的地方一天

壓個二、三次也無妨，激痛點可以用滾輪按摩，讓肌肉不糾結。

- 按完之後，再針對想要舒緩的肌群做伸展。

網球肌筋膜療法

這可能是最節省金錢的自我療法，網球方便攜帶又能按到痛點，即使是上班的時候也可以拿出來壓一壓。

用網球按摩的好處有很多，它可以減輕身體疼痛與精神上的緊繃，讓身體更加靈活，舒緩足部與小腿肌肉的抽筋狀況，尤其是得穿高跟鞋的女性。

網球按摩的範圍很多，像是小腿肌肉、膕繩肌、臀部、股四方肌與背部……都很適合。

網球腳底按摩

❶ 舒服地坐在椅子上，網球放在右腳足弓的地方。

❷ 網球從腳掌前方滾到腳後跟前，然後在足弓處前後來回滾動，時間維持60秒，休息一會後繼續。

❸ 換腳，重覆相同步驟。

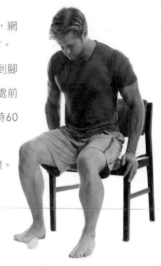

髂脛束按摩 ITB ROLL

❶ 跪坐在滾輪前,膝蓋
與滾輪保持約10公分
的距離。

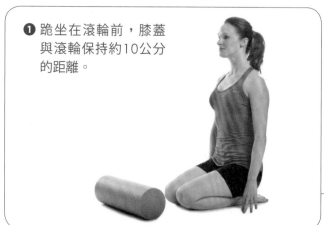

專家的建議
按摩的部位若覺得痛,請停止
動作,並休息30到45秒。

❷ 上半身前傾,四肢著地,
手掌距離滾輪約30公分。

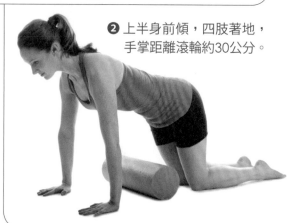

**此動作適合
鍛鍊下列部位**

- 股直肌
- 股外側肌
- 股中間肌
- 股內側肌
- 髂脛束

❸ 大腿放在滾輪,左膝彎曲,腳掌
儘可能放在地板。

❹ 身體稍微往右傾,體重施加在
大腿痠痛的地方,慢慢往下滑
到膝蓋上方。

訓練部位
- 髂脛束
- 股四頭肌

重點提醒
- 藉由施加在手和腳的
重量,可以調整按
摩力道,舒緩痛處。
- 需要更多的支撐的
話,可以將兩邊的
手肘都放在地板。
- 加強按摩大腿外側。

注意
- 不要閉氣。

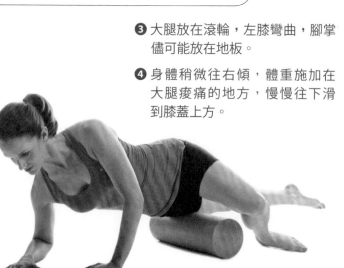

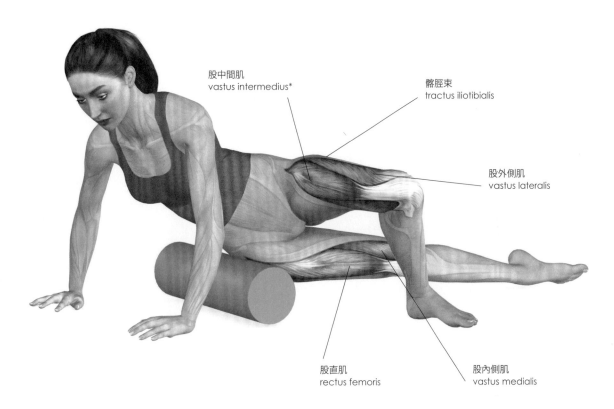

股中間肌
vastus intermedius*

髂脛束
tractus iliotibialis

股外側肌
vastus lateralis

股直肌
rectus femoris

股內側肌
vastus medialis

◉打星號 * 者為深層肌肉

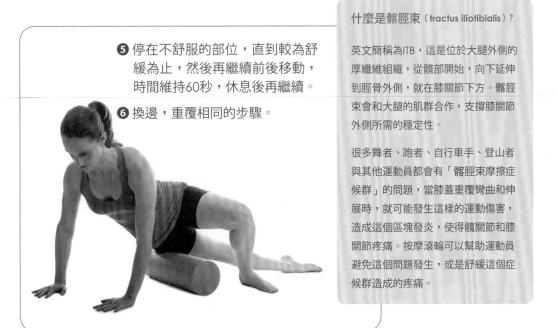

❺ 停在不舒服的部位,直到較為舒
緩為止,然後再繼續前後移動,
時間維持60秒,休息後再繼續。

❻ 換邊,重覆相同的步驟。

什麼是髂脛束(tractus iliotibialis)?

英文簡稱為ITB,這是位於大腿外側的
厚纖維組織,從髖部開始,向下延伸
到脛骨外側,就在膝關節下方。髂脛
束會和大腿的肌群合作,支撐膝關節
外側所需的穩定性。

很多舞者、跑者、自行車手、登山者
與其他運動員都會有「髂脛束摩擦症
候群」的問題,當膝蓋重覆彎曲和伸
展時,就可能發生這樣的運動傷害,
造成這個區塊發炎,使得髖關節和膝
關節疼痛。按摩滾輪可以幫助運動員
避免這個問題發生,或是舒緩這個症
候群造成的疼痛。

滾輪側身伸展 FOAM ROLLER LAT STRETCH

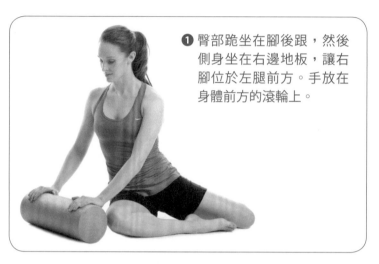

❶ 臀部跪坐在腳後跟，然後側身坐在右邊地板，讓右腳位於左腿前方。手放在身體前方的滾輪上。

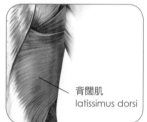

此動作適合
鍛鍊下列肌肉

• 背闊肌

背闊肌
latissimus dorsi

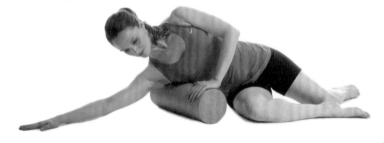

❷ 右手臂往前，右側身體輕輕靠在滾輪上。

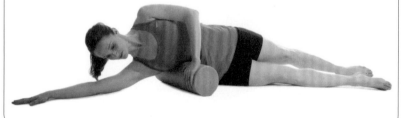

❸ 右手掌平放在地板以支撐身體，左手放在滾輪上，稍微抬起下半身，讓滾輪可以滑過背部中段的大肌肉。

❹ 停在不舒服的部位，直到較為舒緩為止，然後再繼續前後移動，時間維持60秒，休息後再繼續。

訓練部位
• 背闊肌

重點提醒
• 控制核心肌群，臀部肌肉要收緊。

注意
• 不要閉氣。

滾輪背部伸展 FOAM ROLLER BACK STRETCH

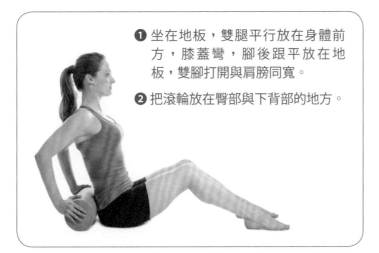

❶ 坐在地板，雙腿平行放在身體前方，膝蓋彎，腳後跟平放在地板，雙腳打開與肩膀同寬。

❷ 把滾輪放在臀部與下背部的地方。

此動作適合鍛鍊下列肌肉

• 豎脊肌

◉打星號 * 者為深層肌肉

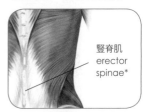

豎脊肌
erector
spinae*

❸ 身體往後，躺在滾輪上，抬起臀部往前滑，讓滾輪可以往背部上方滑動。

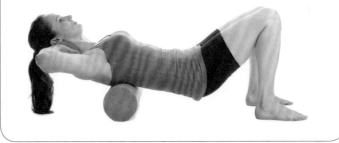

專家的建議

想停止時，只要慢慢往前滑，然後臀部坐在地板後即可停止。

❹ 停在不舒服的部位，直到較為舒緩為止，然後再繼續前後移動，時間維持60秒，休息後以同樣步驟繼續按摩。

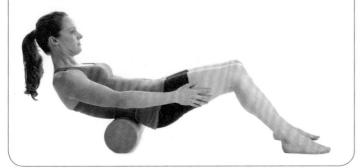

訓練部位

• 背部

重點提醒

• 雙手放在頭後方，手肘往兩側，或是手臂在胸前交叉。

注意

• 不要閉氣。

小腿與膕繩肌伸展 CALF AND HAMSTRINGS STRETCH

❶ 上半身挺直，雙膝跪地，雙手把滾輪放在小腿上。

❷ 骨盆稍微往前，讓滾輪可以滑到膝蓋後方。

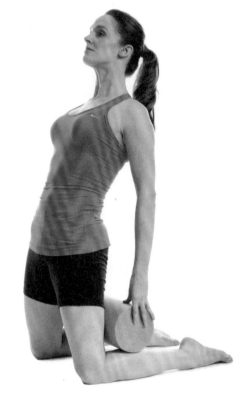

> **專家的建議**
>
> 若想要更深層的按摩小腿外側的肌肉，把手放在滾輪兩側，並且稍微往下壓，即可達到目地。

❸ 輕輕地坐在滾輪上。

❹ 坐下去後，就會發現滾輪會移到小腿肌肉上，這時雙手放在滾輪兩側，輕輕往腳後跟的方向移。

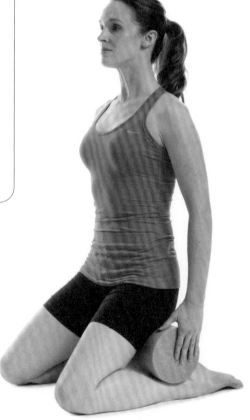

訓練部位
- 小腿肌肉
- 膕繩肌

重點提醒
- 核心肌群用力可以調整放在滾輪上的身體重量，以施加適當的力道在小腿上。

注意
- 上半身不要往前傾，要挺直。

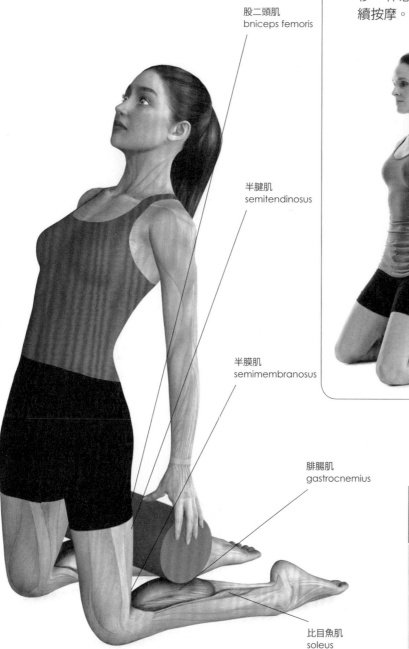

❺ 停在不舒服的部位，直到
較為舒緩為止，然後再繼
續前後移動，時間維持60
秒，休息後以同樣步驟繼
續按摩。

股二頭肌
bniceps femoris

半腱肌
semitendinosus

半膜肌
semimembranosus

腓腸肌
gastrocnemius

比目魚肌
soleus

此動作適合
鍛鍊下列肌肉

- 腓腸肌
- 比目魚肌
- 股二頭肌
- 半腱肌
- 半膜肌

| 滾輪脛骨伸展 FOAM ROLLER SHIN STRETCH

❶ 以小弓箭步站在滾輪上方，右腳在前，左腳在後，雙手放在右膝上方，支撐上半身的重量。

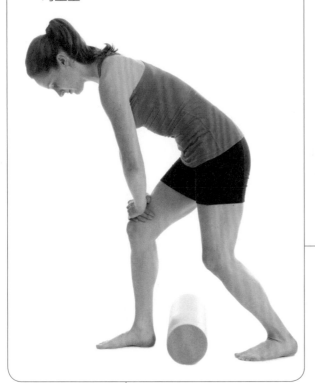

專家建議
....
脛骨直接在滾輪上輕輕搖動，可以加深按摩的深度。

❷ 身體向下，左脛骨放在滾輪上，雙手放在前方地板。

訓練部位
・脛骨

重點提醒
・控制雙手施加的重量，可以調整施加在滾輪上的力道。

注意
・不要閉氣。

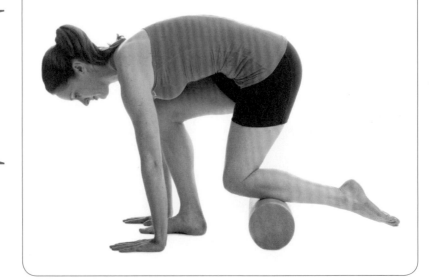

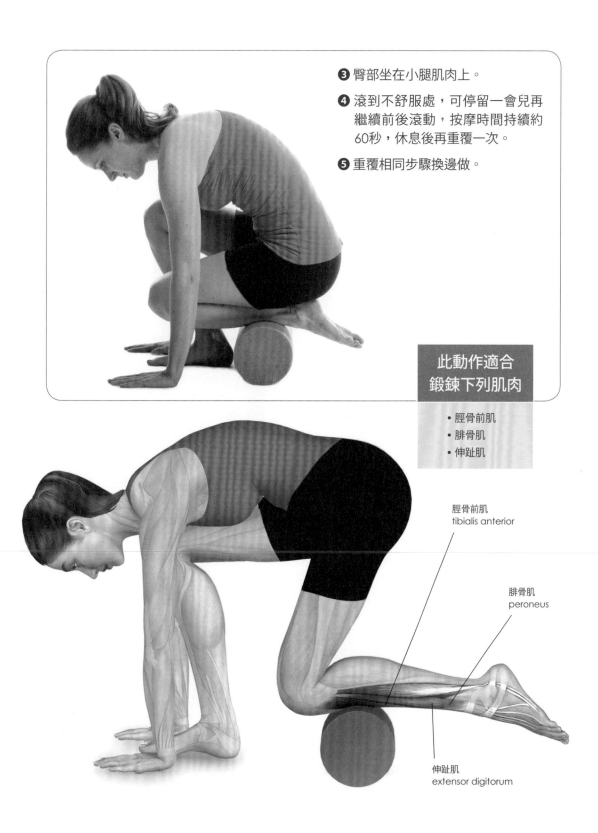

❸ 臀部坐在小腿肌肉上。

❹ 滾到不舒服處，可停留一會兒再繼續前後滾動，按摩時間持續約60秒，休息後再重覆一次。

❺ 重覆相同步驟換邊做。

此動作適合鍛鍊下列肌肉

- 脛骨前肌
- 腓骨肌
- 伸趾肌

脛骨前肌
tibialis anterior

腓骨肌
peroneus

伸趾肌
extensor digitorum

大挑戰
EXTREME CHALLENGE

不是人人都需要做這樣大幅度的伸展,即使想也不必要嘗試。

不過從事特定運動或是職業的人,像是舞者或是練功者仍需要做大伸展。人們認為像體操選手這樣身體極端柔軟、「過度使用」的人都老得快,年紀大之後身體反而會變得行動緩慢,其實這只是迷思。事實上,身體非常柔軟有彈性的人通常健康、長壽,生活忙碌又精采。筋骨柔軟年紀大時也比較不會罹患關節炎,而且身體強壯,行動更自如。

學學毛孩子

年紀大想要健康又長壽,脊椎就要有彈性;家裡有養寵物的人,一定會看到狗兒、貓兒這類脊椎動物每日都會經常伸展脊椎和肢體。

健康大挑戰

在挑戰大幅度的伸展之前,至少要一個月每天做伸展運動,而且徵求醫生的許可。還有別認為得達到這個程度才算完成本書,大幅度的伸展只適合工作上有此需要,或是有心在伸展運動中更上一層樓的人。

彈性選擇

有些運動或是職業,需要有非常柔軟的身體,練習大幅度的伸展可以有很多好處,如:

- 花式溜冰
- 跳舞
- 登山
- 曲棍球
- 啦啦隊
- 武術
- 體操
- 田徑
- 跳水
- 特技表演

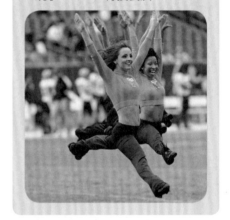

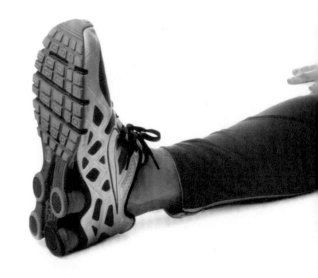

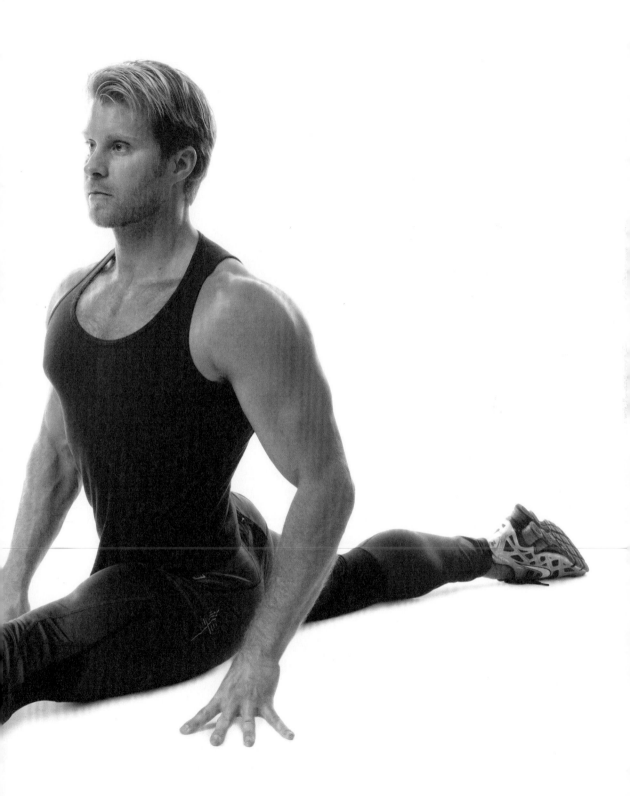

舞者弓步 DANCER'S LUNGE

❶ 四肢著地，雙手打開與肩同寬、放在身體前方，膝蓋位在髖部正下方，手掌向下，指尖朝前。

❷ 左膝彎曲，小腿平放在地板，右腳向前跨到右手正後方。

此動作適合鍛鍊下列肌肉

• 股直肌	• 半膜肌	• 內收短肌
• 股外側肌	• 臀大肌	• 股薄肌
• 股內側肌	• 臀中肌	• 恥骨肌
• 股中間肌	• 臀小肌	• 閉孔外肌
• 股二頭肌	• 內收長肌	• 髂腰肌
• 半腱肌	• 內收大肌	• 闊筋膜張肌

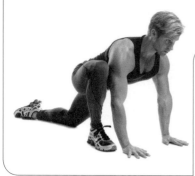

◉打星號 * 者為深層肌肉

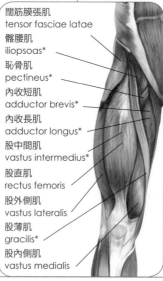

闊筋膜張肌
tensor fasciae latae
髂腰肌
iliopsoas*
恥骨肌
pectineus*
內收短肌
adductor brevis*
內收長肌
adductor longus*
股中間肌
vastus intermedius*
股直肌
rectus femoris
股外側肌
vastus lateralis
股薄肌
gracilis*
股內側肌
vastus medialis

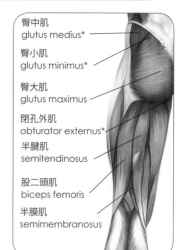

臀中肌
glutus medius*
臀小肌
glutus minimus*
臀大肌
glutus maximus
閉孔外肌
obturator externus*
半腱肌
semitendinosus
股二頭肌
biceps femoris
半膜肌
semimembranosus

❸ 胸膛向下壓時，將右手放到右足踝後方，讓大腿放在手臂上。

❹ 左手臂向身側延伸，與右手在同一水平，左手往上，讓左大腿可以伸直。

❺ 放鬆，重覆相同步驟換另一邊進行。

訓練部位
• 股四頭肌
• 臀肌
• 大腿內側
• 膕繩肌
• 腳掌前方

重點提醒
• 後腿打直與髖部拉成一線。

注意
• 胸口不要下沉。

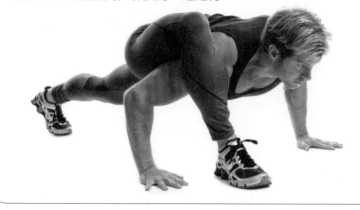

平躺膕繩肌伸展 LYING-DOWN SIDE HAMSTRING STRETCH

❶ 坐在地板，雙腿放在身體前方，右膝彎曲，將毛巾或是彈力帶放在腳掌。

❷ 左手捉住毛巾的兩邊，右手放在身後的地板。

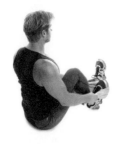

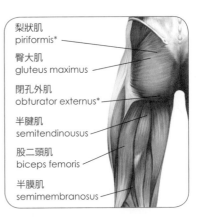

梨狀肌
piriformis*

臀大肌
gluteus maximus

閉孔外肌
obturator externus*

半腱肌
semitendinousus

股二頭肌
biceps femoris

半膜肌
semimembranosus

此動作適合鍛錬下列肌肉

- 股二頭肌
- 半腱肌
- 半膜肌
- 臀大肌
- 梨狀肌
- 閉孔外肌

❸ 慢慢往下躺在地板，右膝彎曲、右腳上伸，直到背部躺平為止。

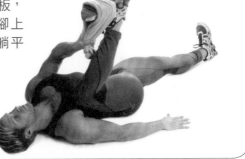

❹ 右手打開、掌心向下，平放在地板。

❺ 利用毛巾將右腳拉直，膝蓋放在右手臂上，大腿完全打直。

❻ 放鬆，換邊重覆相同步驟做練習。

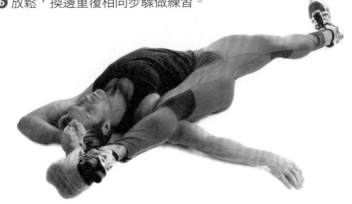

訓練部位
- 膕繩肌
- 臀部

重點提醒
- 平放在地板的腿要打直伸長。

注意
- 別為了讓腿伸更直而彈動大腿，伸展到舒服的狀態即可，不要超過身體的極限。

向後伸展 BILATERAL QUAD STRETCH

❶ 雙膝著地，臀部輕輕坐在足踝上。

❷ 雙手平放在身後的地板，指尖向前，手肘微彎。

❸ 往後傾斜以增加伸展的強度。

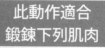

此動作適合 鍛鍊下列肌肉		
• 腹橫肌	• 股外側肌	• 闊筋膜張肌
• 腹直肌	• 縫匠肌	• 胸大肌
• 股直肌	• 恥骨肌	
• 股中間肌	• 髂腰肌	

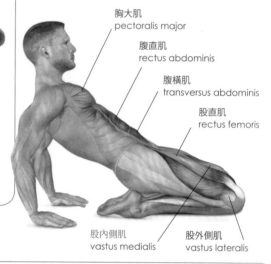

胸大肌
pectoralis major

腹直肌
rectus abdominis

腹橫肌
transversus abdominis

股直肌
rectus femoris

股內側肌
vastus medialis

股外側肌
vastus lateralis

闊筋膜張肌
tensor fasciae latae

髂腰肌
pectineus*

恥骨肌
pectineus*

縫匠肌
sartorius

股中間肌
vastus intermedius*

❹ 持續後傾直到背部完全打平、躺在地板，這時掌心向上、雙手向身體兩側伸開。

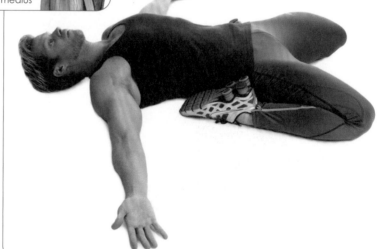

訓練部位
 • 腹肌
 • 大腿內側
 • 大腿外側
 • 脛骨
 • 胸部

重點提醒
 • 臀肌收縮用力，以免腰椎上彎，足踝與臀部不要黏在一起。

注意
 • 不要拱起背部。

前劈腿 FRONT SPLIT

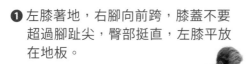

❶ 左膝著地，右腳向前跨，膝蓋不要超過腳趾尖，臀部挺直，左膝平放在地板。

❷ 肩膀與雙手呈一直線，指尖壓在地板以維持身體平衡。

闊筋膜張肌
tensor fasciae latae

髂腰肌
iliopsoas*

恥骨肌
pectineus*

內收短肌
adductor brevis

內收長肌
adductor longus

此動作適合鍛鍊下列肌肉

- 股二頭肌
- 半腱肌
- 半膜肌
- 臀大肌
- 臀中肌
- 臀小肌
- 內收長肌
- 內收大肌
- 內收短肌
- 股薄肌
- 恥骨肌
- 閉孔外肌

❸ 右腳緩慢向前滑動，左腳同時往後，不要超過身體可以承受的限度。

臀中肌
gluteus medius*

臀小肌
glutus minimus*

臀大肌
gluteus maximus

閉孔外肌
obturator externus*

半腱肌
semitendinousus

股二頭肌
biceps femoris

半膜肌
semimembranosus

❹ 上半身挺直坐起來，維持姿勢不動。

❺ 放鬆，重覆相同步驟換邊練習。

訓練部位
- 大腿內側
- 膕繩肌
- 臀部

重點提醒
- 胸口挺直打開。

注意
- 不要強迫自己下壓太快；完美的劈腿需要練習。

◉打星號 * 者為深層肌肉

蘇聯式劈腿 RUSSIAN SPLITS

蘇聯式劈腿

❶ 上半身坐直,腳掌合在一起。

❷ 雙手放在身體後方的地板。

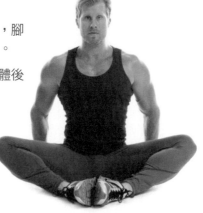

此動作適合鍛鍊下列肌肉	
• 股二頭肌	• 內收短肌
• 半腱肌	• 股薄肌
• 半膜肌	• 恥骨肌
• 臀大肌	• 閉孔外肌
• 臀中肌	• 髂腰肌
• 臀小肌	• 闊筋膜張肌
• 內收大肌	

訓練部位
- 髖部內收肌群
- 膕繩肌
- 大腿內側
- 臀部

重點提醒
- 拉長身體、坐到最挺直。
- 第二階段前傾時,上半身儘可能拉到最直,讓背部打平。

注意
- 別因為想讓雙腿打得更開而彈動大腿,這樣可能會拉傷肌肉。

❸ 雙腳向外伸展,打得越開越好,腳板彎成90度,讓腳趾向上。

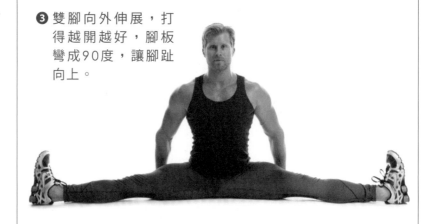

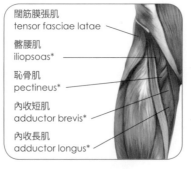

闊筋膜張肌
tensor fasciae latae

髂腰肌
iliopsoas*

恥骨肌
pectineus*

內收短肌
adductor brevis*

內收長肌
adductor longus*

◉打星號 * 者為深層肌肉

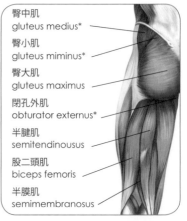

臀中肌
gluteus medius*

臀小肌
gluteus miminus*

臀大肌
gluteus maximus

閉孔外肌
obturator externus*

半腱肌
semitendinousus

股二頭肌
biceps femoris

半膜肌
semimembranosus

劈腿前彎

❶ 以蘇聯式劈腿為起始動作，雙手放在身體前方的地板。

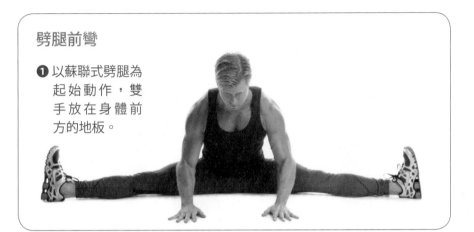

❷ 胸口往地板的方向下壓。

❸ 兩邊手臂向外側伸展，前額貼地。

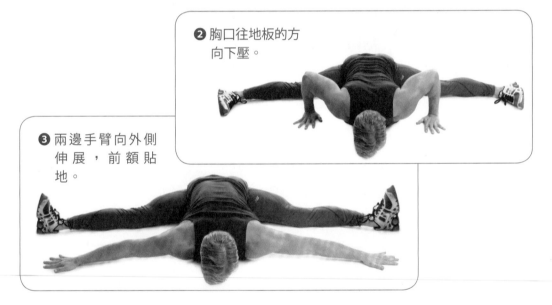

❹ 雙腿向後伸直，手肘彎曲，手掌向放在頭部上方、放鬆。

站立劈腿 STANDING EXTENSIONS

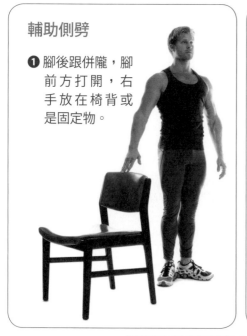

輔助側劈

❶ 腳後跟併攏，腳前方打開，右手放在椅背或是固定物。

❷ 身體重心放在右腳，抬起左腳，左手抓住腳掌。

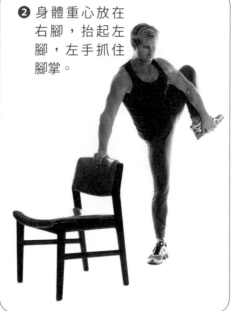

❸ 左腳從髖部處向上舉。

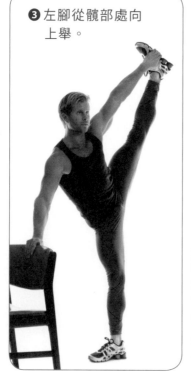

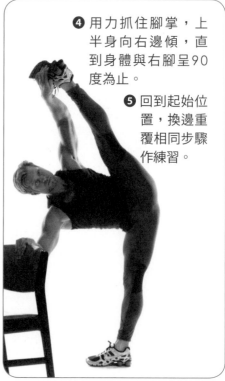

❹ 用力抓住腳掌，上半身向右邊傾，直到身體與右腳呈90度為止。

❺ 回到起始位置，換邊重覆相同步驟作練習。

訓練部位
- 髖部內收肌群
- 膕繩肌
- 大腿內側
- 臀部

重點提醒
- 背部打直，胸口外展。
- 抬腿時盡力而為即可，不要拉傷髖關節。

注意
- 不要閉氣。

站立劈腿

❶ 雙腳打開與肩
 同寬，右膝向
 上彎，右手抓
 住右足踝，左
 手抓腳趾。

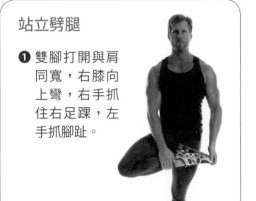

❷ 雙手繼續抓著
 腳，讓右腳往
 前伸展。

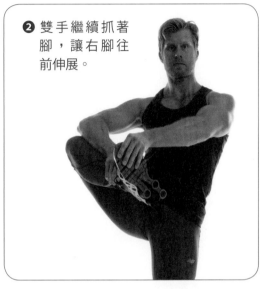

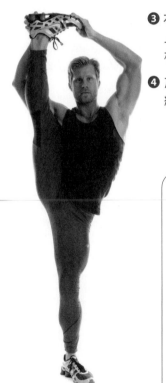

❸ 右腳伸到頭
 上方，與地
 板垂直。

❹ 放鬆，換邊
 練習。

此動作適合鍛鍊下列肌肉

• 股直肌	• 半膜肌	• 內收短肌
• 股外側肌	• 臀大肌	• 股薄肌
• 股中間肌	• 臀中肌	• 恥骨肌
• 股內側肌	• 臀小肌	• 閉孔外肌
• 股二頭肌	• 內收長肌	• 髂腰肌
• 半腱肌	• 內收大肌	• 闊筋膜張肌

闊筋膜張肌
tensor fasciae latae
髂腰肌
iliopsoas*
恥骨肌
pectineus*
內收短肌
adductor brevis*
內收長肌
adductor longus*
股中間肌
vastus intermedius*
股直肌
rectus femoris
股外側肌
vastus lateralis
股薄肌
gracilis*
股內側肌
vastus medialis

臀中肌
gluteus medius*
臀小肌
gluteus minimus*
臀大肌
gluteus maximus
閉孔外肌
obturator externus*
半腱肌
semitendinosus
股二頭肌
biceps femoris
半膜肌
semimembranosus

◉打星號 * 者為深層肌肉

快速伸展步驟
THE QUICK STRETCH PROGRAM

這套「快速伸展」只需要10到15分鐘，很適合忙碌、老是沒時間運動的現代人，每天挪出15鐘就能讓身體健康又有活力。

把早晨頭昏昏喝咖啡的時間拿來做伸展吧，簡單又快速的這20個步驟，只要有適合的地點都可以讓你充分伸展身體。就從今天開始，讓伸展喚醒沉睡一夜的身體。

伸展也可以在就寢前進行，經過繁忙的一天之後，身體肌肉通常很緊繃，提早個10到15分鐘上床，把這個時間拿來作伸展，放鬆身心靈，讓你一夜更好眠。

大多數的人每天都會看電視，這也是作伸展的好時機，跟著好節目動動身體，看完電視更覺得神清氣爽。

如果你真的擠不出15分鐘的空檔，那就分段作，按照相同的順序，一有時間就做幾個步驟。

把伸展變成家庭活動
全家人一起來運動，讓孩子參與你的伸展，這套伸展流程的時間不長，很適合各種年齡層的小孩。

1 維持20秒。
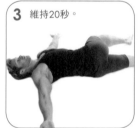
雙邊坐姿前彎
（28-29頁）

2 維持20秒。
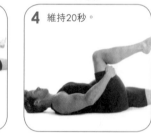
蝴蝶式前彎伸展
（31頁）

3 維持20秒。
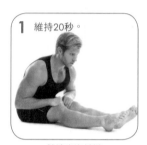
平躺張手側身伸展
（36-37頁）

4 維持20秒。
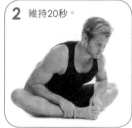
單腳膝蓋胸口伸展
（38頁）

5 維持20秒。
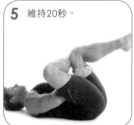
4字型仰躺伸展
（42-43頁）

6 維持20秒。
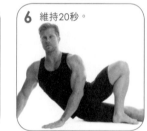
側躺肋骨伸展
（48-49頁）

7 維持20秒。
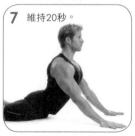
眼鏡蛇式伸展
（52-53頁）

8 維持20秒。
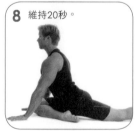
鴿子式伸展
（56-57頁）

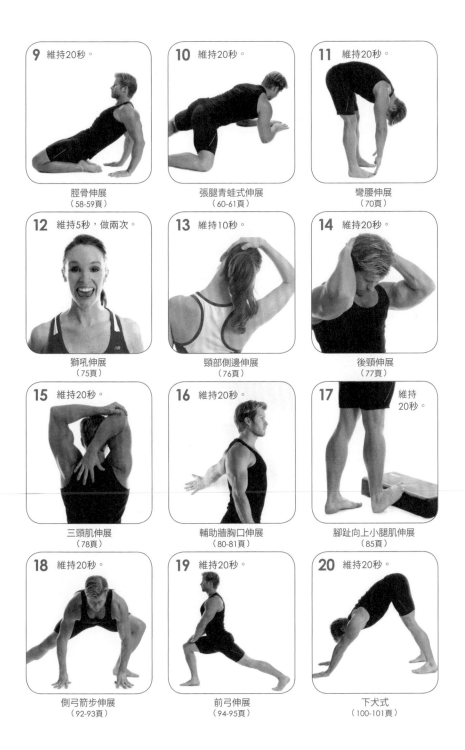

9 維持20秒。
脛骨伸展
（58-59頁）

10 維持20秒。
張腿青蛙式伸展
（60-61頁）

11 維持20秒。
彎腰伸展
（70頁）

12 維持5秒，做兩次。
獅吼伸展
（75頁）

13 維持10秒。
頸部側邊伸展
（76頁）

14 維持20秒。
後頸伸展
（77頁）

15 維持20秒。
三頭肌伸展
（78頁）

16 維持20秒。
輔助牆胸口伸展
（80-81頁）

17 維持20秒。
腳趾向上小腿肌伸展
（85頁）

18 維持20秒。
側弓箭步伸展
（92-93頁）

19 維持20秒。
前弓伸展
（94-95頁）

20 維持20秒。
下犬式
（100-101頁）

致謝
CREDITS AND ACKNOWLEDGMENTS

本書攝影師為Jonathan Conklin公司的強納生‧康可霖（Jonathan Conklin），148頁的圖片則出自圖片庫（Shutterstock. com）的Aspen Photo。

本書的解剖圖片均由3D Labz Animation India公司的海特‧艾拉（Hector Aiza）所繪製，除了74、106、107、111、115、117、119、123、124、125、126、127、132、133、134、135、137、142與143頁來自圖片庫的琳達‧芭克琳（Linda Bucklin）。

海報為圖片庫的琳達‧芭克琳所繪製，插圖則是3D Labz Animation India公司的海特‧艾拉。

彩妝師：布蘭登‧里柏拉提（Brandon Liberati）

模特兒：克雷格‧蘭姆齊／凱莉‧傑卡柏斯（Kelly Jacobs）

感謝我的家人、朋友與同事的支持，謝謝布蘭登‧里柏拉提、傑瑞‧米契爾、凱莉‧傑卡柏斯、艾登‧傑卡柏斯、凱薩琳‧瑞弗德里德羅、凱文‧羅德斯、艾咪‧瑞弗德、克雷格‧西門斯、史考特‧巴爾頓、霸柏‧弗瑞德瑞克（創意藝術家）、史考特‧史奇溫默、恰克與蕾諾爾‧蘭姆齊（父母親）、菲莉斯‧蘭姆齊（奶奶）、史考特與維斯‧戴維，也感謝安大略省哈羅市與我的健身客戶們。

亦要感謝此書的編輯兼設計師莉莎‧玻歇爾（Lisa purcell）、莫西莉路德的董事長尚恩‧莫爾（Sean Moore）與攝影師強納生‧康可霖。

作者與出版商亦感謝參與本書的所有人員：莫西莉路德的董事長尚恩‧幕爾、總編輯莉莎‧玻歇爾、總經理凱倫‧盼思（Karen Prince）、藝術總監布來恩‧麥克慕倫（Brian MacMullen）、編輯艾瑞卡‧葛登瑪林（Erica Gordon-Mallin）、設計師泰瑞莎‧柏納德（Teresa Bernard）與丹妮艾爾‧史卡拉姆諾（Danielle Scaramuzzo）。

作者

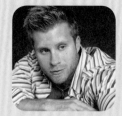

克雷格‧蘭姆齊

國際知名的健身教練，投注在健身領域超過二十年，有豐富的健身知識與多方位的專業。多才多藝的他，同時是百老匯劇場演員、芭蕾舞者、曲棍球球員、健身模特兒、電視影集演員與柔體雜技表演者。蘭姆齊來自加拿大安大略省，於2008年移居至美國洛杉磯，並迅速在當地成就自己的健身、跳舞與模特兒的事業，同時也擔任電視主持人。擁有如此豐富的經驗，令他成為搶手的健身教練，學員們包含好萊塢名流與職業運動員，許多學員在他的協助下擁有更健康、美好的人生。

凱莉‧傑卡柏斯

來自威斯卡辛州，5歲便開始練舞，擁有威斯卡辛州麥迪森大學心理學學位，但她對音樂劇的熱愛，驅使她走上演藝生涯，表演的地點包括坦帕的布希公園、東京迪士尼、好萊塢、美國遊輪。迪士尼的《歡樂滿人間》（Mary Poppins）是她在百老匯的處女作，初試啼聲便成為此劇的舞蹈隊長。凱莉在無線電音樂城的音樂聖誕晚會表演多年，華盛頓特區甘奈迪中心的《歡樂梅姑》亦有她的身影，其他歌舞劇作品包括《金牌製作人》、《湯米》、《卡麥隆》與《貓》。

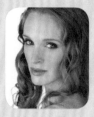